Veröffentlichungen der Gesellschaft für Heilkunde in Berlin.

III.

Zweite öffentliche Versammlung

der

balneologischen Section

am 28. und 29. Februar

1880.

Im Auftrage der Section

herausgegeben

von

Dr. Brock,

pract. Arzt in Berlin, Schriftführer der Gesellschaft für Heilkunde.

Berlin, 1880.

Druck und Verlag von G. Reimer.

Inhalts-Verzeichniss.

Versammlung am 28. Februar 1880.

Vorsitzender: Herr **G. Thilenius** (Soden-Berlin).

Derselbe eröffnet die Versammlung um 11 Uhr:

Meine hochverehrten Herren Collegen!

In Gemässheit des mir im vorigen Jahre ertheilten Auftrages eröffne ich hiermit die zweite öffentliche Versammlung der balneologischen Sektion der Gesellschaft für Heilkunde und heisse Sie namens derselben herzlich willkommen.

Ihr zahlreiches Erscheinen beweist am besten, dass der Gedanke, in dem wir uns vereinigt haben, gesund und lebenskräftig ist. Die Aufgaben, deren Lösung wir anstreben sollen, liegen besonders in zwei Richtungen. Einerseits haben wir ganz besonders die Gelegenheit, im Gebiet der chronischen Krankheiten die Erfahrung der Klinik zu ergänzen und selbstständig zu erweitern; denn es stehen uns stets ganze Kategorien ein und derselben Krankheitsform, wenn auch nur auf eine Reihe von Wochen, aber unter relativ gleichmässigen Verhältnissen zur Beobachtung. Andererseits wollen wir nicht verfehlen, auch darauf ein besonderes Augenmerk zu richten, unsere Beziehungen zu den übrigen Collegen in angemessener Weise zu gestalten. Es handelt sich hier namentlich darum, die Behandlung der uns vorübergehend anvertrauten Kranken so zu leiten, wie es unserer wissenschaftlichen Erkenntniss gemäss geschehen soll, ohne die Intentionen der regelmässig behandelnden Aerzte in unliebsamer Weise zu kreuzen.

Wir dürfen nach der Erfahrung des vorigen Jahres, meinem Gefühl nach, uns Glück wünschen, dass die Gesellschaft für Heilkunde durch die Einsetzung der balneologischen Section uns den Weg ebnete, um unsre Ziele in engem Anschluss an das Wirken der Männer der Wissenshaft und Praxis zu verfolgen, während wir uns innerhalb der Section ganz selbständig bewegen. Ich kann unmöglich diese Gelegenheit vorüber gehen lassen, ohne unsrer Muttergesellschaft den wärmsten Dank auszusprechen für die überaus freundliche Unterstützung, die sie mir und meinen Collegen im Vorstand gewährt hat, als es sich darum handelte, die Vorbereitungen zu unserer Versammlung zu treffen. Ganz besonders aber gebührt mein Dank meinem Collegen Brock, dem unermüdlichen Schriftführer, ohne dessen Eifer und Hülfe mir es ganz unmöglich gewesen wäre alles so herzurichten, wie es geschehen und hoffentlich Ihnen zur Befriedigung gereichen wird.

Unsre Tagesordnung entspricht, wie Sie sich gewiss überzeugen, unsern Absichten vollständig.

So lassen Sie uns denn frischen Muthes ans Werk gehen. Viribus unitis, das sei das Zeichen, unter dem wir auch diesmal unsre Arbeiten vollziehen. (Lebhaftes Bravo!)

Vor Eintritt in die Tagesordnung habe ich einige Mittheilungen zu machen.

Im Personalstande der Section sind folgende Veränderungen eingetreten: es sind im verflossenen Jahre 25 Herren neu aufgenommen worden, während die Section 5 Mitglieder durch den Tod verlor, so dass die Zahl der Mitglieder jetzt 136 beträgt.

Es sind neu aufgenommen worden:

Herr Dr. Beissel, Aachen.
- Dr. Berna, Wiesbaden.
- Prof. Dr. Basch, Marienbad.
- Dr. Brügelmann, Inselbad.
- Dr. Dettweiler, Falkenstein.
- Dr. Erlenmeyer, Bendorf.
- Dr. Ferd. Fleckles, Carlsbad.
- Dr. Goldstein, Aachen.
- Dr. Hertzka, Carlsbad.
- Dr. Hoenigsberg, Gleichenberg.
- Dr. Heiligenthal, Baden-Baden.
- Dr. v. Hansen, Gleichenberg.
- Dr. v. Ibell, Ems.
- Dr. Kramer, Misdroy.
- Dr. Mangold, Füred.
- Dr. Noetzel, Colberg.
- Dr. Schweiger, Franzensbad.
- Dr. Seiche, Geh. R., Teplitz.
- Dr. Sponholz, Salzschlirf.
- Dr. Schuster, Aachen.
- Dr. Sterk, Marienbad.
- Dr. Stabel, San.-R., Kreuznach.
- Dr. Voigt, Oeynhausen.
- Dr. Wiederhold, Wilhelmshöh.
- Dr. K. Wehse II., Landeck.

Wir beklagen den Verlust folgender Mitglieder:

Dr. Carl Christian Beyer, Grossherz. Sanitätsrath, starb am 1. März in Sulza. Geboren am 10. October 1831 zu Kaltennordheim, absolvirte er seine Studien in Jena und Leipzig und ward später in Jena Assistent der Entbindungsanstalt unter Prof. Martin. Seit 1857 practicirte er in Bad Sulza, für dessen Hebung er auch durch seine Schriften vielfach und erfolgreich thätig war.

Dr. Wilhelm Oesterreicher erlag am 7. August in Carlsbad, wo er seit 35 Jahren als Arzt segensreich wirkte, einem längeren Leiden. Er war im Jahre 1817 zu Jamnitz in Mähren geboren, studirte in Wien, promovirte daselbst 1844 und habilitirte sich alsdann als Brunnenarzt in Carlsbad, wo er bald zu den beliebtesten und gesuchtesten Aerzten zählte. Er war eine sanfte, poetische und dabei doch ruhig überlegende Natur von seltenem Pflichtgefühl. Seine Publicationen betreffen eine Reihe bemerkenswerther Schriften über die therapeutische Verwerthung der Carlsbader Thermen.

Dr. Friedrich Daniel Erhard, welcher am 15. October in Kissingen starb, war am 11. September 1800 zu Nördlingen geboren, studirte in Würzburg, promovirte daselbst 1822, machte darauf mehrere wissenschaftliche Reisen und liess sich dann als Arzt in seiner Vaterstadt nieder. 1827 wurde er Gerichtsarzt in Amorbach und 1853 mit dem Charakter eines Hofraths Gerichtsarzt in Würzburg und zugleich Professor der gerichtlichen Medicin an der dortigen Universität. 1855 wurde er auf seinev Wunsch als Gerichtsarzt nach Kissingen versetzt. 1872 feierte er daselbst sein 50jähriges Doktor-Jubiläum. — Sein Testament bestimmte die Hälfte seines sehr namhaften Vermögens für wohlthätige Zwecke und namentlich für Stipendien.

Dr. Leopold Fleckles, Sanitätsrath, verschied am 23. November zu Carlsbad, zu dessen Ruf seine zahlreichen wissenschaftlichen Arbeiten nicht wenig beitrugen. Im Jahre 1803 zu Wien geboren, studirte er daselbst, promovirte 1831 und wurde 1832 von der Regierung zum Choleraarzt ernannt. 1833 kam er nach Carlsbad, wo er bis zu seinem Ende practicirte.

Dr. Otto v. Franqué war am 5. November 1833 zu Idstadt geboren, studirte in Würzburg, München, Berlin und Edinburg, wurde 1858 Assistent an der geburtshilflichen Klinik zu Würzburg, habilitirte sich 1860 daselbst als Docent und wurde 1871 Bezirksarzt in Kissingen, wo er am 14. December an einer Lungenentzündung starb.

(Die Versammlung ehrte das Andenken der Verstorbenen durch Erheben von den Sitzen.)

Schliesslich bemerke ich, dass alle Mittheilungen über unsere Section durch die Deutsche medicinische Wochenschrift publicirt werden.

Damit ist unser Mandat erledigt. Wir danken auf's Herzlichste für das Vertrauen, das uns auf den Posten berufen hat und das sich besonders darin kundgiebt, dass Sie sich wieder hier zusammengefunden haben. Ich bitte Sie nun, die Neuwahl des Vorstandes für das nächste Jahr vorzunehmen.

Hr. Rohden. M. H.! Der Vorstand hat sich um die balneologische Section seit dem vorigen Jahre in hervorragender Weise verdient gemacht und gegen seine Amtsführung liegen auch nicht die geringsten Bedenken vor, — im Gegentheil sind wir allen drei Herren zu lebhaftem Danke verpflichtet, — so dass ich vorschlage, den gegenwärtigen Vorstand per Acclamation wiederzuwählen. (Bravo!)

Hr. Thilenius. M. H.! Wenn sich dagegen kein Widerspruch erhebt, so setzt mich allerdings unsere Satzung in die Lage, dieses Mandat wieder anzunehmen und ich bringe Ihnen dafür, zugleich auch im Auftrage meiner Collegen Fromm und Brock, den herzlichsten Dank entgegen.

Ich bitte Herrn Dr. Hamburger zur Unterstützung des Schriftführeramts am Vorstandstisch Platz zu nehmen.

(Geschieht.)

Herr **Kisch** (Marienbad):

Ueber eine neue Untersuchungsmethode von Mineralwässern.

Schon seit einiger Zeit wird die microscopische Untersuchung des Trinkwassers zur Bestimmung seiner Qualität benutzt und zwar vorzugsweise zur Prüfung auf den Gehalt an organischen Substanzen, aber auch jüngstens zum Nachweise anorganischer in demselben vorkommenden Bestandtheile. Ich habe nun diese Untersuchungsmethode auf die Mineralwässer angewendet und zwar zu dem Zwecke, um eine vorläufige Bestimmung der die Mineralwässer charakterisirenden Bestandtheile vorzunehmen. Bei dem Umstande, dass die qualitative und quantitative chemische Analyse der Mineralwässer sehr schwierig ist und nur von fachmännischer Seite vorgenommen werden kann, ist es gewiss ausserordentlich angenehm, eine ganz leichte und von jedem Arzte schnell ausführbare Methode zu haben, um vorläufig das Mineralwasser nach seinen Bestandtheilen bestimmen zu können. Zu diesem Zwecke braucht man nur einen Tropfen des Mineralwassers auf einem Objectglase einzudunsten und zwar entweder kalt unter einer vor Staub schützenden Glocke oder indem man es auf warmer Unterlage erwärmen lässt. Die Trockenrückstände werden dann mit dem Mikroskope betrachtet und genügt gewöhnlich schon Ocular 2 Objectiv 4 Vergrösserung Hartnack. Bei manchen Mineralwässern empfiehlt es sich durch Kochen und Filtriren den kohlensauren Kalk und die kohlensaure Talkerde zu entfernen und die Abdampfrückstände vor und nach dem Kochen und Filtriren mit einander zu vergleichen.

Die Methode ist so einfach und leicht durchführbar, dass schon einige Ausführungen vollkommen zur Uebung dienen. Statt weitläufiger Erörterung will ich Ihnen einige Zeichnungen, die Hauptgruppen der üblichen Eintheilung der Mineralwässer repräsentirend, vorlegen. Da sehen Sie bei den „Alkalischen Säuerlingen", repräsentirt durch den Krondorfer Sauerbrunnen, die tafelförmigen (leicht zerfliessenden) Krystalle des kohlensauren Natron neben rundlichen Formen der kohlensauren Talkerde und kleine rhombische Krystalle des kohlensauren Kalk; bei den „Alkalisch-muriatischen Säuerlingen", repräsentirt durch Lubatschowitz, tafelförmige rundliche Krystalle der alkalischen Erden neben den tessularischen Krystallen des Chlornatrium; bei den alkalisch-salinischen Mineralwässern, repräsentirt durch Marienbader Ferdinandsbrunn, kleine nadelförmige Krystallverbindungen des schwefelsauren Kalk und der schwefelsauren Magnesia neben zahlreichen grossen deltoidischen Krystallen des Schwefelsauren Natron; bei den Bitterwässern, repräsentirt durch die Ofener Victoriaquelle, colossale nadelförmige Krystallverbindungen des schwefelsauren Kalk und der schwefelsauren Magnesia, vereinzelte deltoidische Krystalle des schwefelsauren Natron, bei den erdigen Mineralquellen, repräsentirt durch Marienbader Rudolfsquelle, vorwiegend rhomboëdrische Krystalle des kohlensauren Kalk, bei den Kochsalzwässern, repräsentirt durch den Kissinger Rakoczy, tessolarische Krystallisation des Chlornatrium, Würfel- und Octaëderform. Bei einiger Uebung kann man sogar aus der Menge und Grösse der Krystalle einen Schluss auf die quantitative Beschaffenheit der Bestandtheile sich erlauben.

Zu einer annähernd vollkommen richtigen quantitativen Bestimmung der salinischen Bestandtheile eines Mineralwassers zeige ich Ihnen hier ein Instrument vor, das von Hrn. Ungar angefertigt, sehr bequem und leicht solche Bestimmung vornimmt. Es ist nach Art der Araeometer construirt und von 0 bis 110 gradirt. Der 0-Punkt zeigt den Gehalt ganz reinen Trinkwassers an festen Bestandtheilen in 1000 Theilen. Es ist dieses Instrument besonders für die Glaubersalzwässer, Kochsalzwässer, Bitterwässer, Soolen ausserordentlich gut verwendbar und es ergiebt die Prüfung mit demselben eine vollkomme Uebereinstimmung mit den bekannten Resultaten der chemischen Analyse.

In der Discussion bemerkt Hr. Kisch, dass der hier eben gezeigte Araeometer auf eine Temperatur von + 14° R. des Wassers eingestellt sei und dass in dem chemischen Laboratorium des Prof. Ludwig in Wien damit Untersuchungen des Carlsbader Wassers vorgenommen worden, welche ganz genau übereinstimmende Resultate mit den chemischen Analysen ergeben haben. Die Versuche mit dem Araeometer würden von ihm fortgesetzt und die Resultate zur Zeit mitgetheilt werden.

Der Vorsitzende schlägt vor, dass die Herren v. Liebig, Brügelmann und Berg gebeten werden, ihre Vorträge nacheinander zu halten und dass, weil dieselben verwandte Gegenstände betreffen, die Discussion erst nach dem letzten Vortrage beginnen solle.

Herr **G. v. Liebig** (Reichenhall-München):

Ueber die Bergkrankheit und Indicationen für Höhenkurorte bei Lungenleiden.

Indem ich es unternehme, Ihnen einige Gedanken über die Wirkungen des verminderten Luftdrucks in grösseren Erhebungen über der Meeresfläche vorzulegen, ist es nicht meine Absicht, zugleich auch andere Eigenschaften des Höhenklimas zu besprechen, die Ihnen schon bekannt sind; und ich werde also weder die Verhältnisse der Temperatur, noch der Feuchtigkeit oder Trockenheit in jenen Höhen berühren, welchen wir ja ebenfalls gewisse Wirkungen auf das Nervensystem zuschreiben.

Es soll meine Aufgabe sein, auf dem Wege, der mich selbst geleitet hat, Ihnen den Einfluss des verminderten Luftdrucks auf die Athmung vorzuführen, und ich will versuchen, diese Verhältnisse mit den Heilwirkungen eines Aufenthaltes in mittleren Gebirgslagen in Verbindung zu bringen.

Schon seit einer Reihe von Jahren mit dem Studium der Heilwirkungen des Luftdruckes beschäftigt, musste es mir auffallen, dass Fälle chronischer Lungenleiden, die häufig zur Schwindsucht führen, sowohl in ihren Anfängen unter dem erhöhten Luftdrucke der pneumatischen Kammern, als auch im Anfange und in späteren Entwickelungsstufen unter dem verminderten Luftdrucke mittlerer Höhen Besserung zu finden scheinen.

Von den physiologischen Wirkungen des erhöhten Druckes konnte ich mir einige Rechenschaft geben; allein für die Wirkungen der Druckverminderung suchte ich vergebens nach einem Schlüssel in den Arbeiten der Physiologen und Practiker. Aus der Erfahrung der Bevölkerungen, welche Höhenlagen häufiger zu benutzen pflegen, Erfahrungen, die auch durch einzelne Aerzte bestätigt werden, ist es bekannt, dass es auch gewisse Lungenleiden giebt, welche eine stärkere Verminderung des Luftdruckes meiden müssen, nämlich Emphysem und alte, verbreitete chronische Bronchialkatarrhe, und auch diese Beobachtung würde durch eine Kenntniss der physiologischen Grundlagen der Luftdruckwirkung erklärt werden müssen.

Physiologische Wirkungen würden sich voraussichtlich am leichtesten erkennen lassen, wenn man den Luftdruck bis zu einem Grade vermindern wollte, in welchem sie deutlich hervortreten.

In den Höhen bis zu 1700 M. mit einer Druckverminderung bis auf nahezu 600 Mm., welche bei uns von Kranken noch besucht werden, treten Aenderungen in der Körperthätigkeit in der Regel noch nicht in auffallender Weise hervor, so dass man solche bis dorthin nur schwer nachweisen könnte. Geht man aber höher, so geben sich bestimmte Wirkungen mit jedem Schritte deutlicher zu erkennen, zuerst an einzelnen, dann bei mehreren, bis man schliesslich unter stark vermindertem Luftdrucke das ausgeprägte Bild der Bergkrankheit vor sich hat. Nur bei wenigen tritt sie unterhalb oder in der Höhe von 3000 M. mit einem Luftdrucke von etwas über 500 Mm. schon deutlich auf, die meisten werden erst in grösseren Höhen befallen, und wieder wenige haben nur in den bedeutendsten Höhen, die man ersteigen kann, Beschwerden.

In der Beschreibung ihrer Erscheinungen stimmen alle Beobachter, worunter auch die Luftschiffer, überein, aber die genausten Aufzeichnungen in physiologischer Beziehung verdanken wir Lortet, Professor der Medicin in Lyon, gelegentlich zweier Montblancbesteigungen (Physiologie du mal des montagnes, Revue des Cours scientifiques de la France et de l'Etranger. 22. Jan. 1870).

Nachdem schon vorher Puls und Athmung sich beschleunigt haben, beginnt die Krankheit mit Athembeschwerden, indem das Athmen mühsamer, kürzer und oft ermüdend wird, und das Bedürfniss nach Luft kaum ausreichende Befriedigung findet. Lortet zählte in 3900 M. Höhe mit dem Luftdruck von etwa 480 Mm. bei langsamem Gehen 36 Athemzüge gegen 24 am Fusse des Berges. Daran reiht sich eine in etwas grösserer Höhe, bei Lortet 4500 M. mit dem Luftdrucke von etwa 445 Mm., deutlich sichtbar werdende Ueberfüllung des venösen Systemes. Man bemerkt eine Anschwellung der Adern, cyanotische Färbung der Haut, und es treten nun auch andere Störungen des Befindens hinzu, wie Kopfschmerz, eingenommener Kopf, Schläfrigkeit, Kälte in Händen und Füssen, Unfähigkeit zu starker Anstrengung, verzagte Stimmung und noch andere mehr. Diese Erscheinungen lassen sich zum Theil aus einer Ueberfüllung der kleineren Venen ableiten, theils hat sie Lortet auf Anhäufung von Kohlensäure im Blute bezogen, der grösste Theil aber gleicht den Erscheinungen, welche bei einer Verminderung der Menge des arteriellen Blutes aufzutreten pflegen. Alle diese Zustände verschlimmern sich bei Bewegungen, wie im Gehen oder Steigen und es treten dann noch deutlichere Zeichen von Blutmangel in den Gliedern und im Gehirn hinzu. Schon nach wenigen Schritten versagt die Muskelkraft, es wird einem schwarz vor den Augen und es tritt leicht Erbrechen ein.

Diese letzteren Zustände können auch unter unserm gewohnten Luftdrucke vorkommen, wenn die Umstände zu einer so grossen Anstrengung nöthigen, dass dabei die regelmässige Athmung unterbrochen wird, allein unter dem verminderten Drucke genügen dazu schon ganz unbedeutende Muskelanstrengungen. Es kommt sogar vor, dass Erbrechen eintritt, wenn man sich vom Lager erhebt, wie bei der Seekrankheit.

Einige Beobachter erwähnen, dass bestimmte örtliche Einflüsse, wie der Lichtreflex vom Schnee und andere, diese Zustände hervorrufen oder verschlimmern, allein die Vergleichung einer grösseren Zahl von Berichten ergiebt unzweifelhaft, dass solche Einwirkungen zwar bisweilen das Auftreten begünstigen können, dass sie aber die Grundlage der Bergkrankheit nicht bilden.

Während diese Beschwerden, welche eine Abnahme der arteriellen Eigenschaften des Blutes anzeigen, hauptsächlich bei Bewegungen auftreten, bleibt im Zustande der Ruhe die Ueberfüllung des Venensystems vorherrschend. Diese äussert sich bei vielen in einer Neigung zu Blutungen aus den Schleimhäuten der Nase, des Mundes und der Luftwege. Geringe Verletzungen, wie das Aufspringen der Haut durch grosse Trockenheit der Luft, sind gewöhnlich von lange dauernder Blutung gefolgt, ja es wird nach Pöppig in der peruanischen Bergstadt Cerro de Pasco, 4400 M., dem Neuankommenden gerathen, sich in der ersten Zeit nicht zu rasiren, um der sonst gewöhnlichen Blutung, bei der unvermeidlichen Abschürfung des Epithels an einzelnen Stellen, zu entgehen. Durch zwei von einander unabhängige Beobachter, Boussingault und Pöppig, wurden aus derselben und noch grösserer Höhe Beispiele mitgetheilt, nach welchen das Anhalten des Athems, wie es bei lautem Rufen und bei dem Spielen der Flöte geschieht, bei manchem Menschen einen Auswurf von reinem Blute hervorrufen kann.

Es ist schliesslich hervorzuheben, dass sämmtliche Erscheinungen sich bessern, wenn der Befallene einen etwas höheren Luftdruck aufsucht, indem er von der Höhe, in welcher sie eingetreten sind, etwa tausend Meter herabsteigt.

Welche Vorgänge im Körper sind es nun, die das Auftreten solcher Zustände vermitteln?

Man begegnet häufig der Annahme, dass die mit der Erhebung zunehmende Verdünnung des Sauerstoffes der eingeathmeten Luft die Ursache sei. In der That ist es erwiesen, dass die schlimmsten Erscheinungen der Bergkrankheit auf einem Sauerstoffmangel im Blute beruhen, allein es lässt sich mit grosser Sicherheit behaupten, dass daran die Verdünnung des Sauerstoffes in der Luft den allergeringsten Antheil hat. Gerade die schlimmsten Beschwerden gehen bei einem längeren Aufenthalte in der Höhe, in welcher sie eingetreten sind, nach 8—14 Tagen vorüber, und das würde nicht möglich sein, wenn die geringere Menge des eingeathmeten Sauerstoffes ihnen zu Grunde läge. Die Verminderung der Sauerstoffmenge, welche hier in Frage kommen kann, beträgt nach Paul Bert etwa ein Viertheil des im Blute enthaltenen Sauerstoffes, und Sie werden mir gewiss beistimmen, wenn ich es nicht für möglich halte, dass man sich an die Entbehrung dieses Viertheils gewöhnen könnte. Auch ist es nicht gut denkbar, dass kräftige Bevölkerungen, wie sie in der verdünnten Luft der Erhebungen über 4000 M., unter einem Drucke von 470—430 Mm., noch leben, so viel weniger Sauerstoff brauchen sollten, als wir.

Es muss also ein anderer Einfluss sein, welcher der Veränderung des Athmens und der Blutvertheilung zu Grunde liegt, und wir finden ihn in der mechanischen Wirkung, mit welcher der Luftdruck bei dem Vorgange des Athmens sich betheiligt.

Die Ausdehnung der Lungen wird bekanntlich nur durch die Mitwirkung des Luftdruckes möglich, und wenn sich dieser ändert, so verändert sich zugleich das Maass seiner Mitwirkung. Die Begründung des Verhältnisses, in welchem der Luftdruck bei der Athmung betheiligt ist, habe ich in zwei Arbeiten zu geben versucht, von denen die eine in Du Bois-Reymonds Arch. f. Anat. u. Phys., 1879. 480, die zweite, welche die Einathmung ausführlicher behandelt, in demselben Archive 1880 No. 126 erschienen ist. Sie werden mir gestatten, mich auf diese Arbeiten zu beziehen, wenn ich, um hier nicht zu weitschweifig werden zu müssen, nur die Ergebnisse hervorhebe, so weit sie meine Aufgabe berühren.

Die Verminderung des Luftdruckes beeinflusst zunächst die Einathmung und die Ausathmung, dann auch mittelbar die Blutbewegung und den Gasaustausch.

Ihre Wirkung auf die Einathmung besteht darin, dass diese verzögert wird, weil der geringere Luftdruck die Lungen nicht so rasch ausdehnt, als der höhere. Besonders dann wird dies in grösserem Maasse störend empfunden, wenn bei tieferen Einathmungen die der Ausdehnung entgegenwirkende, elastische Spannung des Lungengewebes eine stärkere ist, während bei den geringeren Spannungen flacherer Athemzüge die Verzögerung nicht merklich hervortritt. Dabei müssen die Athemmuskeln die Wandungen der Brusthöhle länger als gewöhnlich in ausgedehnter Stellung erhalten und ermüden deshalb leichter, und es erklärt sich hieraus, warum man mit zunehmender Höhe genöthigt ist, mit immer geringerer Tiefe zu athmen, wie es Lortet beobachtet hat: denn bei dieser Athemweise allein macht die Verzögerung keine Beschwerden.

Wenn eine Körperbewegung hinzutritt, welche zu ausgiebigerem Athmen zwingt, dann pflegt der Luftbedürftige seine Athemmuskeln auf das äusserste anzustrengen, weil die ungewohnte Langsamkeit der Einathmung das Bedürfniss nicht rasch genug befriedigt. Seine Kräfte müssen sich erschöpfen, denn in verdünnter Luft muss jede derartige Anstrengung vergeblich sein, weil die Lungen dem Zuge der Muskeln nicht schneller folgen können, als der Luftdruck sie ausdehnt. Die Bergbesteiger und Reisenden schildern lebhaft die Qualen dieses Zustandes, welche nur dann nicht empfunden werden, wenn man mit sehr geringer Tiefe athmet.

Die Beschwerden, welche die Verzögerung der Einathmung veranlasste, werden erhöht durch die gleichzeitig auftretende Beschleunigung der Ausathmung.

Gewöhnlich ist die Ausathmung von einer viel längeren Dauer als die Einathmung, und je langsamer sie geschieht, um so mehr Zeit ist für den Gasaustausch zwischen der eingeathmeten Luft und dem Blute gegeben.

Ihre Dauer wird nun sehr abgekürzt, wenn der verzögernde Widerstand, welchen die Dichte der Atmosphäre der aus den Lungen ausströmenden Luft entgegensetzt, mit der Verminderung des Luftdruckes abnimmt; der ganze Athemzug wird dann kürzer, denn das Verhältniss, in welchem die Geschwindigkeit der Ausathmung zunimmt, ist ein viel grösseres, als das Verhältniss, in welchem die Einathmung verzögert werde. Um ein Beispiel zu geben, erwähne ich, dass unter dem Luftdrucke des Montblanc, von etwa 435 Mm., die Zeit der Ausathmung um 24 Procente, also nahezu ein Viertheil, abgekürzt werden muss. Es lässt sich denken, dass dabei das Bedürfniss der erneuerten Einathmung ein grösseres werden müsse.

Durch das Zusammenwirken dieser Veränderungen, die mit zunehmender Höhe sich steigern, muss der Vorgang des Athmens mehr und mehr gestört werden, jedoch scheint das Allgemeinbefinden nicht eher zu leiden, als bis die Druckverminderung so gross geworden ist, dass die ungewohnte Erschwerung der Athemthätigkeit eine unbewusst übertriebene Anstrengung der Athemmuskeln zur Folge hat. Die Ermüdung bringt dann eine verminderte Leistungsfähigkeit mit sich, so dass das unzweckmässig flache Athmen nicht mehr überwunden werden kann, und von da an tritt der Einfluss der Störung auf andere Vorgänge im Körper, die Blutbewegung und den Gasaustausch, deutlich hervor. In den Gebirgen beginnen diese Erscheinungen gewöhnlich sich zu zeigen, wenn, in der Nähe von 4000 M. Höhe, der Luftdruck weniger als 480 Mm. beträgt, und bei längerem Verweilen halten sie so lange an, bis man gelernt hat die Athemweise, und besonders den Kraftaufwand bei dem Athmen, den neuen Verhältnissen unbewusst anzupassen. Bei Luftschiffern, die sich weniger bewegen, ist diese Höhe etwas grösser.

Die Wirkung auf die Blutbewegung wird durch die Herabsetzung der Lungenspannung vermittelt, welche mit der verminderten Athemtiefe und der verkürzten Ausathmung verbunden ist, und welche nun ihrerseits eine Blutanhäufung im Venensysteme bewirkt.

Bekanntlich hängt von der Spannung des Lungengewebes, die den sogenannten negativen Druck im Pleuraraume bedingt, in Verbindung mit dem Luftdrucke die Strömung des Venenblutes nach dem Herzen ab, welche eine um so grössere Geschwindigkeit erlangt, je grösser bei tieferem Athmen die mittlere Spannung des Lungengewebes wird. Jede Herabsetzung der gewöhnlichen Durchschnittstiefe des Athmens muss demnach eine etwas stärkere Ansammlung von Blut in den Venen zur Folge haben, was sich im gewöhnlichen Leben, z. B. in der Bildung hämorrhoidaler Stockungen, zu erkennen giebt. Ueberschreitet nun die Herabsetzung anhaltend eine gewisse Grenze, so wird die Ueberfüllung unfehlbar auch äusserlich bemerkbar werden, was bei Lortet in der Höhe von 4500 M., Luftdruck 445 Mm. der Fall war.

Es ist klar, dass solche Veränderungen im Athmen und in der Blutvertheilung, wenn sie eine Zeit lang anhalten, einen bestimmten Einfluss auf den Gasaustausch haben müssen.

Auf die Sauerstoffaufnahme in das Blut muss die Abkürzung der Zeit, während welcher die Luft in den Lungen verweilt, zusammen mit der geringeren Tiefe der Athemzüge einen unter Umständen beträchtlichen Einfluss ausüben können. In einer Reihe von Bestimmungen, welche ich über die Sauerstoffaufnahme unter gewöhnlichem Luftdrucke machte (Pflüger's Archiv X. 479), verminderte sich diese von 8.9 Grm. bei der mittleren Athemtiefe von 640 Cc., auf 6.4 Grm. in der Viertelstunde, wenn die Athemtiefe zwischen 480 und 400 Cc. sich bewegte, also um mehr als ein Viertheil.

Diese starke Abnahme bei verminderter Tiefe des Athmens unter normalem Luftdrucke lässt unter der bei der Bergkrankheit hinzutretenden Verkürzung des Athemzuges eine noch stärkere Abnahme in der Menge des aufgenommenen Sauerstoffes erwarten, deren Wirkung auf das Befinden in erhöhtem Maasse zur Erscheinung kommt durch die gleichzeitig vorhandene grössere Anhäufung von Blut in den Venen.

Das Blut, welches sich im Venensysteme ansammelt, wird dem arteriellen Systeme entzogen, und wir finden eine Anzeige der allmälig eintretenden Verminderung des arteriellen Blutes in der Beschleunigung des Pulses, die mit der Erhebung zunimmt, wobei übrigens auch der unter vermindertem

Luftdrucke etwas geringere Widerstand im Capillarsysteme beitragen mag. Lortet zählte am Fusse des Montblanc 64 Pulse, auf dem Gipfel nach zwei Stunden Ruhe 90 bis 108, und die an verschiedenen Personen aufgenommenen Pulscurven zeigten deutlich eine Leerheit der Arterien an. Eine Beschleunigung des Pulses ist auch unter künstlich vermindertem Luftdrucke gefunden worden und ebenso von Knauer die der geringeren Füllung der Arterie entsprechende Form der Pulscurve.

Treten unter solchen Umständen Muskelanstrengungen hinzu, welche den Uebertritt des Blutes aus den Arterien in die Venen befördern, so muss dadurch das Auftreten der schon erwähnten Erscheinungen von Blutmangel in den Muskeln und im Gehirn begünstigt werden. Dem entsprechend vermehrte sich bei Lortet die Pulszahl auf dem Gipfel des Montblanc im Gehen auf 160 bis 177.

Die Erklärung einer Zurückhaltung von Kohlensäure im Blute, der Cyanose, liegt wohl ebenfalls in der Störung des Athmens, denn es ist aus Lossen's Athemversuchen bekannt, dass eine verminderte Ausgabe von Kohlensäure stattfindet, wenn die Häufigkeit der Athemzüge, und die damit verbundene Abnahme ihrer Tiefe eine gewisse Grenze überschreitet, die bei ihm zwischen 15 und 20 Athemzügen betrug (Zeitschr. f. Biologie 1866). Die blaue Färbung durchsichtiger Hautstellen, welche Lortet als Zeichen der Cyanose betrachtet, beruht wohl hier hauptsächlich auf eine Ueberfüllung der kleineren Venen, denn weder von ihm noch von anderen Beobachtern wird ein hervorragendes Auftreten sonstiger Erscheinungen, welche der Zurückhaltung von Kohlensäure im Blute ausschliesslich angehören könnten, betont. Diese scheinen zurückzutreten gegen die Erscheinungen aus der Ueberfüllung des Venensystemes und aus der Verminderung der Zufuhr arteriellen Blutes.

Wägen wir die Veränderungen, welche aus der Störung des Athmens entstehen, gegen einander ab, so ist für uns die wichtigste die grössere Ansammlung von Blut im Venensysteme.

Sie ist auch in der Ruhe vorhanden und wenn die Sauerstoffaufnahme noch nicht beeinträchtigt erscheint, und sie macht weniger Beschwerden als diese. Eine Abnahme des Sauerstoffs im Blute tritt meist erst dann im Befinden hervor, wenn Bewegungen gemacht werden, und sie kann bei Einzelnen die schwersten Erscheinungen von arteriellem Blutmangel hervorrufen, während andere unter der gleichen Druckverminderung wenig oder gar nicht leiden. Paul Bert hat an Hunden, welche er einer Verminderung des Luftdruckes auf 460 Mm., entsprechend einer Höhe von etwa 4200 M., aussetzte, die Abnahme des Sauerstoffgehaltes im arteriellen Blute nachgewiesen, und er fand auch bei den Thieren individuelle Abweichungen in der Verminderung des Sauerstoffes von 7 Proc. bis zu 37 Proc., wie sie den Unterschieden in dem Befinden der Menschen unter ähnlich grosser Verminderung des Luftdruckes zu entsprechen scheinen. (Comptes Rendus T. 75, 88. Arch. f. Anat. u. Phys. 1879, 297.)

Die grössere Widerstandsfähigkeit Einzelner beruht offenbar auf der leichteren Anpassung ihrer Athemorgane an die veränderten Druckverhältnisse, und hieran hat ohne Zweifel eine bei verschiedenen Individuen ungleich starke Elasticität des Lungengewebes den grössten Antheil, denn man darf wohl annehmen, dass die Lungenelasticität ähnliche Verschiedenheit zeigen werde, wie wir sie in der Elasticität des Arteriengewebes beobachten.

Sobald man sich an ein ruhigeres Athmen unter dem geringeren Luftdrucke gewöhnen kann, ist selbst in grossen Höhen ein Nachtheil aus der Verdünnung des Sauerstoffes nicht mehr wahrzunehmen, was nicht auffallend erscheint, wenn man erwägt, mit welcher grossen Geschwindigkeit das Blut in den Lungen den Sauerstoff aus der Luft an sich zieht. Wie schon erwähnt, gehen die schlimmsten Beschwerden schon nach kurzer Zeit vorüber; um auch starke körperliche Arbeit verrichten zu können, bedarf es eines längeren Aufenthaltes.

Es wird aus dem Vorhergehenden nun ersichtlich, warum Emphysematiker und solche, die an alten Bronchialkatarrhen leiden, den Aufenthalt, selbst in mittleren Höhen, nicht gut ertragen. Ihre Krankheitszustände an sich bedingen schon ein kürzeres Athmen, eine Ueberfüllung der Venen und arteriellen Blutmangel, während sie eine leichte Anpassung nicht mehr gestatten. Diese befinden sich aber bekanntlich sehr wohl unter der Behandlung mit erhöhtem Luftdrucke.

Verlassen wir nun die höchsten Erhebungen, um die Verhältnisse des Athmens in mittleren Höhen zu vergleichen, welche wir als Aufenthalt für Kranke benutzen.

Wenn wir, in die Höhe steigend, den Luftdruck allmälig vermindern, so kann es nicht zweifelhaft sein, dass die Veränderungen des Athmens und der Blutvertheilung schon beginnen, sobald man einen Druck erreicht, der die niedrigste Grenze der gewöhnlichen Luftdruckschwankung überschreitet. Lortet fand in einer Höhe, in welcher noch Niemand von seiner Gesellschaft Beschwerden fühlte, bei seinen Führern schon eine Abnahme der Athemtiefe und eine Veränderung des Pulses und der Pulscurve, und so wird es auch in den Gebirgslagen sein, die wir zum Aufenthalt für Kranke auswählen, und welche die Höhe von 1700 M. nicht übersteigen. Sicher ist, dass in der Höhe von Davos, 1650 M., mit dem mittleren Luftdrucke von 625 Mm., einzelne Personen schon Athembeschwerden haben, was eine Einwirkung dieser mässigen Druckverminderung ausser Zweifel stellt. Die meisten fühlen davon nichts, und gewisse Kranke befinden sich sogar besser als im Tieflande, es muss also für die Mehrzahl die Anpassung leicht sein, und es muss ausserdem auch Verhältnisse der Athemorgane geben, bei welchen ein geringer Grad der Wirkung des verminderten Luftdruckes nützlich werden kann.

So lange die Verminderung des Luftdruckes eine mässige ist und keine Beschwerden veranlasst, ist auch im Anfange des Aufenthaltes eine Abnahme des Sauerstoffs im Blute, wie bei der Bergkrankheit, nicht anzunehmen. Man könnte sich übrigens vorstellen, dass bei einer nur geringen Beschleunigung und Verkürzung des Athmens eine in besonderen Fällen mögliche geringe Beschränkung der Sauerstoffaufnahme durch eine gleichzeitig eintretende Vermehrung der Athemzüge ausgeglichen werden könne, vorausgesetzt, dass die Athemtiefe nur unbedeutend abnimmt. Denn bei nahezu gleichbleibender Tiefe wäre eine Vermehrung der Athemzüge in kleinem Maasse gleichbedeutend mit einer Vergrösserung der Lungenfläche. Ich fand unter solchen Umständen eine kleine Erhöhung der Sauerstoffaufnahme von 7.06 Grm. auf 7.34 Grm. in der Viertelstunde, wenn die Zahl der Athemzüge meiner Versuchsperson von 15—16 auf 17—17.6 gestiegen war, während die Abnahme in der Tiefe nicht mehr als durchschnittlich 40 Cc. betrug.

Bezüglich der Ausgabe von Kohlensäure ist es schon aus Vierordt's Arbeiten bekannt, dass eine Vermehrung der Athemzüge in den gewöhnlichen Grenzen eine grössere Menge Kohlensäure liefert, was ich durch eigene Beobachtung bestätigen konnte. Meine Versuchsperson, die langsam athmete, gab bei 6 bis 7 Athemzügen 7.2 Grm., bei 9 bis 10 Athemzügen 8.5 Grm. Kohlensäure in der Viertelstunde. (Zeitschr. f. Biologie, 1869, 1.)

Dieses Verhalten des Gasaustausches bei geringer Beschleunigung des Athmens kommt für die Erhaltung der normalen Verhältnisse unter mässiger Druckverminderung gewiss in Betracht, ja es scheint geeignet, die Entlastung des Blutes von Kohlensäure mehr als gewöhnlich zu fördern.

Allerdings stimmt dies mit den Behauptungen unserer Collegen an Höhencurorten nicht ganz überein, welche annehmen, dass in mittleren Gebirgshöhen das Athmen ein tieferes werde, und dass der Lunge mehr Blut zugeführt werde, während es doch im Gegentheil durch Vierordt und später durch Schyrmunski bewiesen wurde, dass die Athemgrösse in vermindertem Luftdrucke etwas abnimmt. Gewiss wäre es sehr dankenswerth, wenn sich Einer oder der Andere die nicht leichte Aufgabe stellen wollte, auch an Gesunden genau vergleichende Beobachtungen über das Athmen in etwas grösseren Höhen zu machen und damit die Lösung einiger schwebenden Fragen zu fördern.

Es bleibt nun noch zu untersuchen, auf welchem Wege die nützliche Wirkung einer Verminderung des Luftdruckes bei Lungenleiden, die zur Schwindsucht führen, zu Stande kommen könnte, und wir sind hierin zunächst auf die veränderte Blutvertheilung angewiesen.

Gestatten wir uns die Voraussetzung, dass die Entwicklung dieser Leiden häufig durch eine Anstauung des Blutes in den Lungen begünstigt werde, so würde man eine dort bestehende Stauung vermindern können, indem man den Zufluss des Blutes zu den Lungen beschränkt. Die Stauung würde dadurch in das Venensystem verlegt werden, wo sie weniger schaden kann.

In der That scheint es aus den vergleichenden Messungen der Gefässweite der Hauptgefässstämme, welche man an der Leiche gemacht hat, hervorzugehen, dass in vielen Fällen chronischer Lungenleiden, die zur Schwindsucht führen, die Krankheit durch Stauungen in den Lungen, wenn nicht bedingt, doch gefördert werde. Hierüber hat kürzlich Beneke in seinem Werke über Constitutions-Anomalien beachtenswerthe Thatsachen veröffentlicht. Während im gereiften Alter die Art. pulmonalis und die Aorta in der Regel gleiche Weite haben, und während im späteren Alter die Aorta gewöhnlich noch etwas weiter wird als die Pulmonalis, fand Beneke in 129 Fällen von Schwindsucht, aus käsiger Pneumonie, Peribronchitis etc., 76 Mal die Art. pulmonalis weiter als die Aorta. Ferner fand er unter 48 Fällen mit zu enger Aorta 12, oder ein Viertheil, Schwindsüchtige, bei welchen auch das Herz zu klein war. Ein kleines Herz, zu enge Aorta und zugleich eine zu geringe Weite der übrigen grösseren Arterienstämme begleiten nach ihm in der Regel den sogenannten phthisischen Habitus, mit aufgeschossenem Körperbau, schmaler Brust, dünnen Knochen und schwachen Muskeln.

Dagegen fand Beneke in 40 Fällen, in welchen die Art. pulmonalis zu eng war, die Lungen frei und etwas kleiner als normal.

Wenn die pulmonalis zu weit ist, oder die Aorta zu eng, so wird das Einströmen des Blutes in die Lungen gefördert, oder wenigstens nicht vermindert, während gleichzeitig der Abfluss des Blutes aus den Lungen beschränkt ist, und dies muss Veranlassung zur Anstauung des Blutes in den Lungen geben. Eine solche würde wohl zuerst in den weniger bewegten Lungentheilen, den Spitzen, auftreten und dort Veränderungen bewirken. Wäre es nun möglich, den Blutzufluss zu den Lungen auf längere Zeit auch nur in geringem Grade zu vermindern, so würde dies unter Umständen geeignet sein, solche Veränderungen, welche durch die Stauung geschaffen wurden, der Rückbildung entgegen zu führen.

Die Anwendung des Aufenthaltes in mittleren Höhenlagen wird in den Anden von Peru schon seit langer Zeit als Volksmittel geübt, um der Schwindsucht vorzubeugen, oder die dahin führenden Leiden zu bessern, worüber Mühry werthvolle Mittheilungen gesammelt hat. Die kürzere Erfahrung von Davos bestätigt den vortheilhaften Gebrauch des Mittels auch in solchen Fällen, in welchen pleuritische Verwachsungen die Veranlassung zu Stauungen gegeben haben.

Es wird nun möglich, diejenigen Fälle beginnender chronischer Lungenleiden auszuscheiden, welche unter Anwendung des erhöhten Luftdruckes erfolgreiche Behandlung finden. Dahin würden solche gehören, bei welchen eine Verengerung der Aorta, oder ein kleines Herz, gleichzeitig nicht vorhanden sind, also von den 129 vorhin erwähnten Fällen 45, deren Aorta weiter war als die Pulmonalis, und 8, in welchen beide Gefässe gleich weit waren.

Die mit dem erhöhten Luftdrucke erzielten Erfolge werden theoretisch verständlich durch den fördernden Einfluss, welchen eine Verstärkung der Lungenspannung und die Herbeiführung einer grösseren Beweglichkeit der oberen Theile des Brustkorbes auf die Blutbewegung in den Lungen haben müssen, so lange eine Verengung der Blutbahn hinter den Lungen nicht besteht. Die verhältnissmässige Vermehrung des arteriellen Blutes, und die Erhöhung seiner arteriellen Eigenschaften würde die Ernährung des Körpers und besonders auch des Herzens begünstigen.

Man kann sich sogar Fälle vorstellen, in welchen beides, sowohl der erhöhte als der verminderte Luftdruck, Nutzen bringen würde, wie z. B. wenn das Vorhergehen einer Pleuritis Veranlassung zu Störungen gegeben hat. In einem solchen Falle empfahl ich einem jungen Manne den Winteraufenthalt in Davos, um ein abgesetztes (saccadirtes) Athmen wegzuschaffen, welches an einer Stelle zurückgeblieben war, nachdem vorher durch Soolbäder die Aufsaugung des Exsudates und durch den Gebrauch der pneumatischen Kammer die vollkommen normale Athemgrösse erzielt worden war und ich hatte die Freude eines vollständigen Erfolges.

Für die ausübende Heilkunde würde es von Wichtigkeit sein, die Fälle, in welchen ein kleines Herz und eine zu enge Aorta vorliegen, von denen zu unterscheiden, in welchen dies nicht der Fall ist. Es würde dies durch Percussion gewöhnlich nicht gelingen. Die Unterscheidung wird aber bisweilen möglich, wenn man die Anzeigen, welche die Pulscurve giebt, mit den übrigen Erscheinungen in Verbindung bringt.

Ich lege Ihnen hier von vier Patienten die Pulscurven vor, welche mir sehr lehrreich gewesen sind. Zur Aufnahme benutzte ich den Sommerbrodt'schen Pulshebel, welchen man mit Gewichten beschwert, bis die normale Pulsform deutlich zum Ausdruck kommt, und es sind dazu in der Regel etwa 200 Gramm erforderlich.

Bei allen vieren waren Erscheinungen vorhergegangen, welche den Beginn chronischer Veränderungen in den Lungen andeuteten, bei zweien waren schon Spuren von Blut im Auswurf vorgekommen.

Bei dem ersten, einem jungen Manne von 23 Jahren und von mittlerer Grösse, waren die Erscheinungen von Seite der Lunge selbst unbedeutend, er hatte aber etwas Husten und war unter wiederholten fieberhaften Erkältungen im Winter abgemagert, blass und blutleer geworden. Der normale, wenn auch zarte Bau und die hinreichend kräftige Entwicklung des Körpers machten eine bedeutendere allgemeine Verengung der arteriellen Blutwege unwahrscheinlich, und ein

Missverhältniss des Herzens und der Aorta zu den Arterien war durch die auch bei Erregung nicht zu stark veränderte Form der Pulscurven auszuschliessen. — Ihre im Ganzen geringe Höhe aber und das häufige Vorwiegen der Spitzenentwicklung, in Verbindung mit dem etwas raschen Pulse von 84, zeigte eine geringe Blutmenge an. Besonders auffallend war, dass schon bei einer Belastung von 150 Grm. der Puls vollständig unterdrückt wurde, so dass die Curve mit der Form des dicroten Pulses im Typhus Aehnlichkeit zeigte (Fig. 1.),

(Fig. 1.)

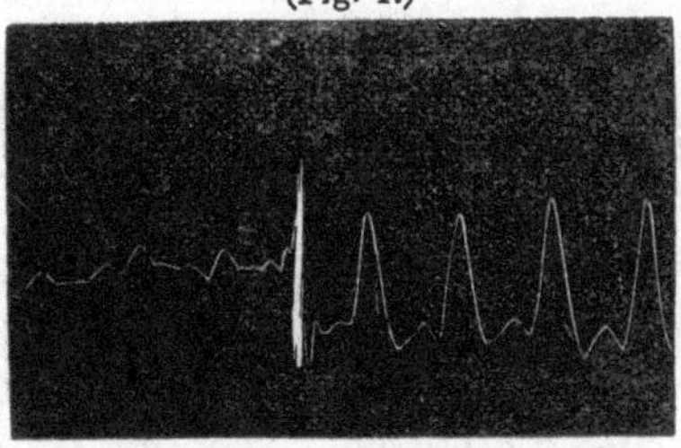

Belastung 150 Grm. Belastung 50 Grm.

und man musste die Belastung bis auf 30 Grm. vermindern, um endlich die normale Pulsform zu erhalten, (Fig. 2). Dies

(Fig. 2.)

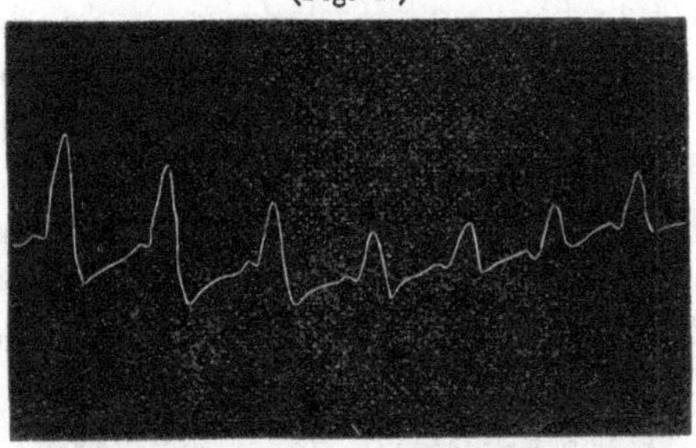

erlaubte den Schluss auf eine sehr geringe Muskelkraft des Herzens und eine ausnehmend schwache Spannkraft des Arteriengewebes. Ich möchte noch hinzufügen, dass die Veränderung der Pulscurve durch einen tiefen Athemzug eine sehr ausgeprägte war, was ich auch in einem andern Falle von

Blutleere gefunden hatte. Die Fig. 2 zeigt den Puls während einer tiefen Ein- und Ausathmung.

Der Patient besserte sich zusehends unter dem Gebrauch des erhöhten Druckes.

Der zweite Fall betraf eine zartgebaute Dame von etwa 30 Jahren, welche an Erscheinungen von ungesunder Blutbeschaffenheit litt, die sich durch ausnehmend blasse Farbe, Müdigkeit und Erregbarkeit kund gab. Im Winter hatte sie beiderseits Spitzenkatarrh gehabt, war aber jetzt frei, der Puls war langsam, 67, und schwach. Die Pulscurve (Fig. 3), zeigte

(Fig. 3.)

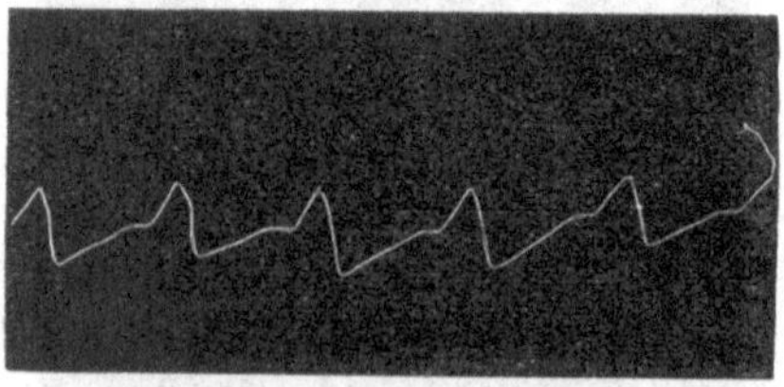

bei Erregung in dem erhöhten Fusse der sogenannten Rückstosserhebung und in der erniedrigten breiten Spitze eine reichliche und für die Kraft des Herzens allzustarke Füllung der Arterien, während die Nothwendigkeit, die Belastung auf 100 zu vermindern, zugleich auf Muskelschwäche des Herzens deutete, dessen Raumverhältnisse übrigens nicht zu klein sein konnten. Ein Missverhältniss zwischen Aorta und den kleineren Arterienstämmen war auf Grund dieses Verhaltens ebenfalls auszuschliessen.

Die Fälle von mangelhafter arterieller Wirkung des Blutes, welche unter dem erhöhten Drucke der pneumatischen Kammern Besserung finden, haben in der Regel eine, im

(Fig. 4.)

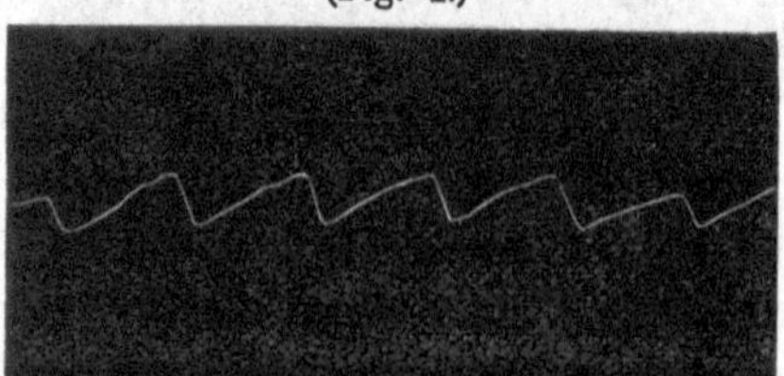

Verhältniss zu der Herzkraft zu geringe Blutmenge, mit raschem Pulse. Hier bestand das entgegengesetzte Verhalten, und es hatte vielleicht deshalb der erhöhte Druck in dieser Richtung einen weniger sichtbaren Erfolg, wenn man von einer krankhaften Beschaffenheit des Blutes absehen will. Die etwas stärkere Füllung des arteriellen Systems, (Fig. 4), welche der erhöhte Druck vermittelt, war hier offenbar nicht am Platze, weil das arterielle System so schon eine grössere Menge Blut fördern musste, als sie der Muskelkraft des Herzens entsprochen hätte. Ein Aufenthalt in verdünnter Luft wäre hier angezeigt gewesen, um die Arbeit des Herzens zu erleichtern, und gern hätte ich den Versuch gemacht, indem ich der Patientin zur Nachcur nach den Soolbädern einen kurzen Besuch der vortrefflichen Pension Moriz empfahl, die in unserer Nähe auf dem Obersalzberge bei Berchtesgaden in der Höhe von etwa 1000 Metern gelegen ist, allein es war ihr ein Aufenthalt an der See bereits vorgeschrieben, der ebenfalls nützlich wirken konnte.

Der dritte Fall war der eines 18jährigen jungen Mannes von kräftiger Entwicklung des Muskel- und Knochensystemes. In der Familie war Schwindsucht vorgekommen, er selbst hatte früher einmal Blut ausgeworfen, jedoch zeigten die Lungen keinen Krankheitszustand von augenblicklicher Bedeutung. Er suchte Hülfe gegen ein häufig auftretendes Herzklopfen, welches ihn während des Winters in seinen Studien gestört hatte. Der Herzstoss war etwas tiefer als gewöhnlich, sehr kräftig, breit, bei Erregung fast erschütternd, ein Klappenfehler war nicht nachzuweisen, der Puls war rasch und spitz.

(Fig. 5.)

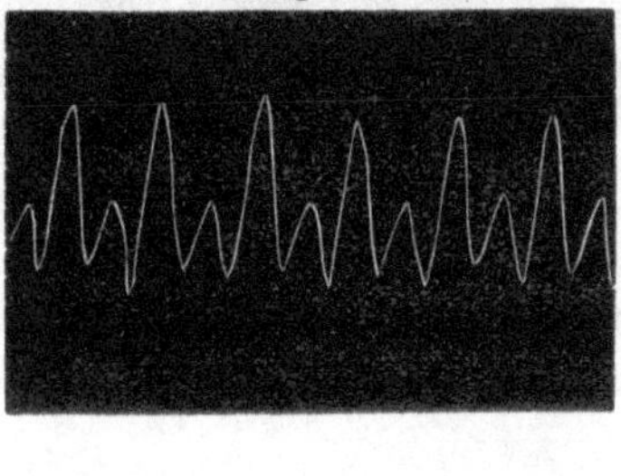

Die Pulscurve zeigte bei Erregung den höchsten Grad von relativer Leerheit, indem der Fuss der Rückstosserhebung unter die Grundlinie herabging, Fig. 5, und es konnte demnach nur eine verhältnissmässig kleine Blutmenge in die Arterien gelangen. In der Ruhe deutet das Herabtreten des Fusses der Rückstosserhebung auf einen starken Herzstoss, Fig. 6. Hier

(Fig. 6.)

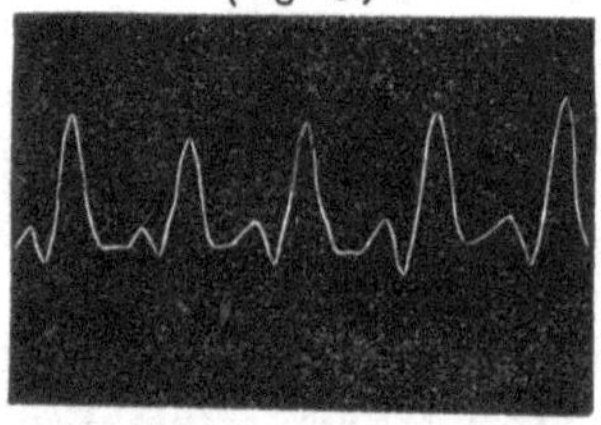

war offenbar die Aorta zu eng, während die Entwicklung des Herzens eine ungewöhnlich kräftige sein musste. Der erhöhte Luftdruck war nicht angezeigt, und der Patient gebrauchte eine andere Kur mit gutem Erfolge.

In dem vierten Falle untersuchte ich den Puls eines jungen Mannes von 25 Jahren, dessen Körperbau den phthisischen Habitus zeigte. Er war immer schwächlich gewesen; seit 5 Jahren brustleidend, hatte er schon einen Winter in Pau zugebracht und kam jetzt von Nizza. Der Puls war ziemlich rasch, die Curve, mit 150 Grm. schon unterdrückt, mit 100 Grm.

(Fig. 7.)

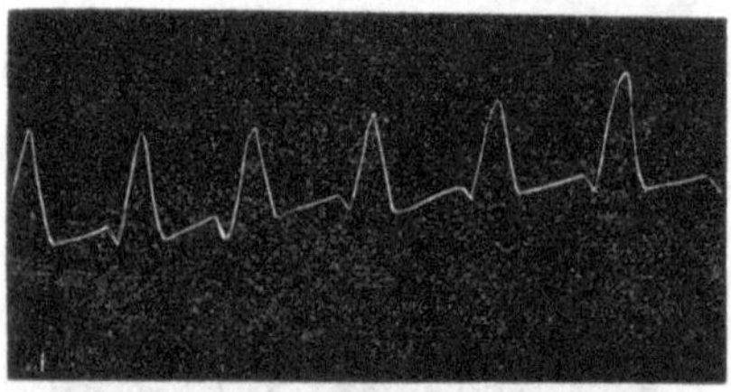

deutlich, zeigte in der Ruhe mässige Füllung, Fig. 7, bei Erregung den höchsten Grad von Leerheit. Fig. 8. Dies Verhalten deutet auf ein schwaches und in Betracht des phthisischen Habitus wahrscheinlich auch kleines Herz und verengte Aorta.

(Fig. 8)

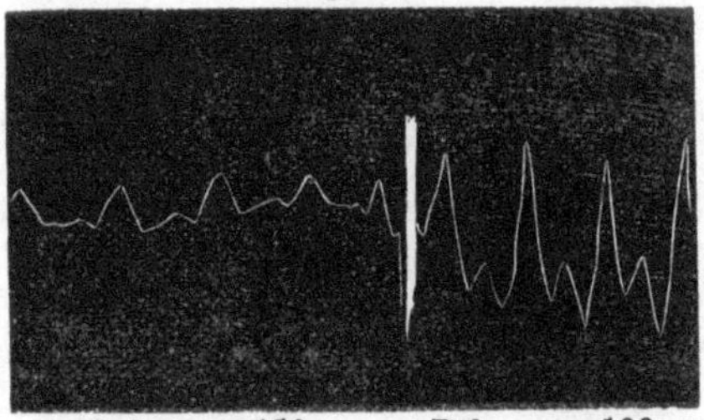

Belastung 150. Belastung 100.

Der Zweck dieser Mittheilungen wäre erfüllt, wenn sie Mehreren Veranlassung geben würden, ihre Aufmerksamkeit den besprochenen Verhältnissen zuzuwenden und die aufgestellten Gesichtspunkte einer weiteren Prüfung zu unterwerfen.

Herr **W. Brügelmann** (Cur-Anstalt Inselbad):

Meine hochverehrten Herren!

Wenn ich mir erlaube Ihre Aufmerksamkeit auf einige Minuten in Anspruch zn nehmen, so glaube ich mich hierzu aus dem Grunde berechtigt, weil ich in der zu discutirenden Frage nach der Wirksamkeit der N-Inhalationen bei Phthisis als dirigirender Arzt des Inselbades, dessen Ottilienquelle bei weitem den grössten Gehalt an N von allen bekannten Quellen enthält, jetzt seit 2 Jahren gleichsam an der Quelle sitze und daher zumeist in der Lage bin, einschlägige Beobachtungen zu machen.

Es wird Ihnen nicht unbekannt geblieben sein, dass verschiedene Collegen, darunter sehr hervorragende Aerzte — unter Anderen z. B. der verstorbene Traube — schon seit Jahren grosse Stücke von den N-Inhalationen hielten, ohne dass letztere sich doch jemals einer hedeutenderen Anerkennung erfreut hätten. In der neueren Zeit haben wiederum die Resultate, welche durch die N-Inhalationen des Inselbades erzielt wurden, bei verschiedenen Collegen den Wunsch wachgerufen, auf künstlichem Wege N inhaliren zu lassen und scheint dies ja dem Wesen nach dem Collegen Treutler gelungen zu sein. In wie weit die Wirkungen der künstlichen N-Inhalation mit denjenigen der natürlichen zusammenfallen, möchte ich hier nicht des Näheren besprechen, sondern möchte nur den einen Punkt näher beleuchten: 1) kann man theoretisch den N-Inhalationen einen wissenschaftlichen Boden zuerkennen, und 2) worin liegen alsdann die wirkenden Factoren?

Gute, reine athmosphärische Luft enthält bekanntlich ca. 79 Proc. N. Es leuchtet daher a priori ein, dass eine Vermehrung dieser 79 Proc. auf etwa 84 für den Menschen vollkommen irrelevant sein muss. Ausserdem wird der N gerade so wieder ausgeathmet wie er eingeathmet worden ist, repräsentirt also nur den Träger des O. Es kann sich daher bei der Einathmung von N-reicher Luft niemals um die Vermehrung des N handeln, sondern lediglich um die Verminderung des O. Da der O aber in unserm Körperhaushalt entschieden die wichtigste Rolle spielt, so ist es theoretisch gewiss richtig, wenn wir seiner Verminderung in der zu athmenden Luft eine therapeutische Wichtigkeit beimessen. Welch ausserordentlichen Einfluss der O beispielsweise ausübt, kann man sehr instructiv studiren, wenn man einen Emphysematiker höheren Grades O so lange einathmen lässt, bis eine vollständige Sättigung seines Hämoglobins eintritt. Der Kranke hat dann oft bis zu einer Minute lang kein Athembedürfniss und fühlt in diesen Augenblicken seinen quälenden permanenten Lufthunger nicht. Wenn daher eine Vermehrung des O eine so bedeutende Wirkung zeigt, so kann die Verminderung desselben unmöglich gleichgültig sein.

Um aber den eventuellen therapeutischen Werth einer solchen O-Verminderung in der athmosphärischen Luft kennen zu lernen, scheint es mir am practischsten zu sein, wenn man beobachtet, welche Wirkungen die Einathmung so präparirter, modificirter oder rareficirter Luft darbietet. Unter den hier zu berücksichtigenden Krankheiten sind vor Allem die Reizzustände der Lunge zu nennen, welche im Verlauf der Phthise, namentlich mit Hämoptoë vorkommen. Es sind die Fälle, in welchen man Morphium, Chloral, alle möglichen Balsamica u. s. w. reicht, und doch immer wieder die eine Klage nur zu hören bekommt, dass der Kranke die ganze Nacht gehustet habe und auch bei Tage nur mit grösster Mühe den Husten auf kurze Zeit zu unterdrücken vermöge. In diesen Fällen liegt die Annahme gar nahe, dass die Luft, welche wir diesen Kranken permanent zu athmen geben, für die entzündete Bronchialschleimhaut bedeutend zu hart, zu reizend wirkt. Wenn nun das theoretische Raisonnement von der rareficirten Luft sich bewahrheiten soll, so liegt auf der Hand, dass gerade in diesen Fällen die Verordnung rareficirter Luft indicirt sein müsste. Und in der That bestätigt die practische Beobachtung diese Theorie. Schon nach wenigen, ja schon einer Stunde, während welcher die Patienten vor den Gradirwerken sitzen, die, mit der Ottilienquelle fortwährend überrieselt, reichlich N spenden, sieht man den mächtigen Hustenreiz ganz bedeutend abnehmen und das aufgeregte Nervensystem sich auffallend beruhigen. Auch glaube ich in diesen Fällen auf das Urtheil der Patienten selbst Werth legen zu sollen. In zahlreichen Fällen drängen sich die Kranken, welche die Wirkung dieser Inhalationen erprobt haben, mit ganz aussergewöhnlichem Eifer immer wieder zu denselben, wissen des Rühmens kein Ende und kommen mehre Jahre hintereinander immer wieder mit der strengen Weisung ihrer Aerzte und dem kategorischen Wunsche die N-Inhalationen zu gebrauchen. Gerade dieser letzte Umstand war es auch, der mich bewog, obwohl ich Anfangs der ganzen Sache wenig Glauben schenkte, derselben näher zu treten und statt, wie ich beabsichtigt hatte, die ganzen Inhalationen als einen überwundenen Standpunkt völlig verschwinden zu lassen, dieselben im Gegentheil in erweiterter und practischerer Form vermittelst einer Dampfpumpe in Betrieb zu setzen. — Indessen nicht nur in diesen Reizzuständen gewahrt man eine auffallend günstige Wirkung, sondern auch bei bedeutenden Eiterungen habe ich höchst beachtenswerthe Erfolge gesehen. Nur kann man hier fast ausnahmslos die Beobachtung machen, dass die Kranken schon nach wenigen Minuten zum Husten angeregt werden, wodurch sie ungewöhnlich viel expectoriren. Erst nachdem sie sich gleichsam ausgehustet haben, tritt eine behagliche Ruhe und eine sichtbare Euphorie ein. Ich erkläre mir dieses Vorkommen so, dass dadurch, dass die gerne recht oberflächlich athmenden Kranken gezwungen werden, behufs Einathmung des ihnen nöthigen Quantums O tiefere Athemzüge zu machen, der vorhandene

Eiter und Schleim in Bewegung kommt und die Bronchialwände reizt. — Nicht so leicht erklärlich ist die Wirkung der N-Inhalationen bei Pleuritis, selbst älteren Residuen derselben. Es stellten sich mir verschiedene Patienten vor, welche aus früheren Jahren ganz unglaublich günstige Resultate erzählten, die sie durch die Inhalationen des Inselbades erzielt haben wollten. Ich schenkte ihren Versicherungen wenig Glauben und bemühte mich ihnen vorzustellen, dass eine Therapie mit comprimirter Luft zur Lockerung der pleuritischen Verwachsungen theoretisch weit mehr Zutrauen einflösste. Indessen, wenn dies auch für kurze Zeit half, alsbald musste ich den Bitten der Pleuritiker, sie N inhaliren zu lassen, nachgeben, oder sie gingen heimlich in die Inhalatorien. — Die Leute hatten Recht, und so sehr ich auch der schwer erklärbaren Thatsache Glauben schenken mochte, so musste ich mich durch mehrfach vorgenommene physikalische Untersuchungen in einer ganzen Reihe von Fällen überzeugen, dass unter der Einwirkung der N-Inhalationen eine durchaus erhebliche Resorption stattgefunden hatte, das Athemgeräusch an den betreffenden Stellen viel freier und leichter geworden war, ja in frischen Fällen absolut Nichts mehr nachgewiesen werden konnte. Als einzig plausibele Erklärung für ein solches Vorkommen kann ich auch hier nur wieder die durch die N-Inhalationen stundenlang, aber in schonendster Weise erzwungenen tieferen Athemzüge anführen, welche die Resorption pleuritischer Exsudate besonders begünstigen und die Verwachsungen mechanisch lockern.

So sind denn diese 3 Krankheitszustände: die stark erethische Bronchialschleimhaut mit besonderer Neigung zu Hämoptoë, die eitrige Bronchopneumonie und die Pleuritis als diejenigen Fälle anzusehen, welche nach meinen Beobachtungen die Hauptindikationen zur Behandlung mit rareficirter Luft abgeben; gleichzeitig muss aber angesichts solcher in die Augen springender Erfolge den N-Inhalationen in der That ein therapeutischer Werth beigelegt und eine wissenschaftliche Bedeutung eingeräumt werden. Dem Einwande, dass post hoc ergo propter hoc durchaus nicht erwiesen sei, fürchte ich nicht zu begegnen. Denn, wenn Sie erwägen, mit welch grossem Skepticismus ich an diese Methode herantrat, ja wenn ich Ihnen sage, dass ich bereits angeordnet hatte, dass aus den beiden Inhalationssälen des Inselbades mehrere Cabinette zur gemeinsamen Einathmung mit dem Dampfzerstäuber hergerichtet werden sollten, nun aber mit erheblichen Kosten neue N-Inhalatorien entstanden sind, so werden Sie mir gewiss zugeben, dass nur ganz ungewöhnliche Resultate mich zu einer solchen Sinnesänderung haben bringen können. Ich habe aber stets den alten Spruch in Ehren gehalten: errare humanum, errata fateri divinum und scheue mich nicht zu bekennen, dass ich das sich mir darbietende Heilmittel, trotz seines Rufes, bei Weitem unterschätzt habe.

Nachdem es nun zweifellos erwiesen war, dass durch die N-Inhalationen in der That ein bedeutender Erfolg erzielt werden konnte, lag es nahe, die Wirkung der rareficirten Luft durch den pneumatischen Apparat zu potenziren. Demgemäss traf ich die Einrichtung, dass die pneumatischen Apparate vor jeder Sitzung stets mit frischer Ottilienquelle gefüllt werden konnten und erreichte dadurch, dass die Luftsäule des Apparates stark mit N gefüllt wurde. Nach meinem theoretischen Raisonnement musste die Einathmung comprimirter N-Luft für die kranke Lunge bedeutend reizloser von Statten gehen, folglich auch dementsprechend die Athemzüge bedeutend tiefer werden, als wenn der Kranke gewöhnliche atmosphärische Luft in comprimirter Form geathmet hätte. Auch diese Voraussetzung wurde durch das Experiment bestätigt: derselbe Kranke, welcher im Zimmer gute, durch das geöffnete Fenster eingeleitete Luft aus dem pneumatischen Apparat nur so einathmen konnte, indem er mehrmals des Reizes auf die Bronchialschleimhaut wegen absetzte, um zu husten, konnte oft einen ganzen Kessel comprimirte N-Luft mit regelmässigen Athemzügen einathmen, ohne husten zu müssen. Dass hierdurch der Hauptzweck der Pneumatotherapie, nämlich die Lungengymnastik, bedeutend gefördert wird, liegt auf der Hand.

Man könnte nun aber dieser Behandlungsmethode den Einwand machen, dass die nur während weniger Stunden statthabende Wirkung der rareficirten Luft durch die vielen anderen Stunden des Tages, während welcher der Kranke athmosphärische Luft athmet, völlig verwischt werde. Dem ist aber durchaus nicht so. Wenn erst die kranke Lunge einmal mehrere Stunden täglich durch die Einwirkung der rareficirten Luft beruhigt wird oder z. B. bei Pleuritis die Resorption in Gang kommt, so genügt die täglich mehrmalige Wiederholung einer Inhalationsstunde vollständig, um die Wirkung nicht blos für einen Tag constant zu erhalten, sondern sie auch von Tag zu Tag zu fördern, wie dies die Endresultate, namentlich auch die erheblichen Gewichtszunahmen der Patienten beweisen. Die einfachen pneumatischen Sitzungen aber mit comprimirter rareficirter Luft genügen hierzu weit weniger und bin ich zu dem Resultat gekommen, dass in den vorher beregten Krankheitsfällen das mehrstündige Verweilen in rareficirter Luft vor den pneumatischen Sitzungen ganz bedeutend den Vorzug verdient. Ebendeshalb glaube ich anch nicht, dass die jetzt mehrfach gebrauchten künstlichen N-Inhalationen in ihrer Wirkung mit den natürlichen N-Inhalationen identisch sein können.

Des Weiteren möchte ich mir nun gestatten, einen kurzen Vergleich zu ziehen zwischen den heute bei Phthise gebräuchlichen Heilmethoden nebst ihrer wirksamen Factoren. Ich verstehe hier unter Heilmethoden nicht die vielen heute als unentbehrlich anerkannten diätetischen Vorschriften, sondern habe hier vornämlich nur die beiden hauptsächlichen methodischen Verordnungen im Auge: das Höhenklima und den Süden. Es ist uns Allen bekannt, dass in beiden Klimaten ganz vorzügliche Resultate erzielt werden, trotzdessen bei oberflächlicher Betrachtung die Wirkungsweise beider eine völlig entgegengesetzte zu sein scheint. Ueber die Wirkung des ersteren gehen die Ansichten heute noch weit auseinander, indem die Einen den Werth des Höhenklimas nur in der dünneren Beschaffenheit der Luft suchen, während die Anderen auch hier ausdrücklich den Mangel an O in der Höhenluft betont wissen wollen. Zu den letzteren gehöre auch ich. Ich meine, dass im Höhenklima doch wohl ein ganz ähnlicher Vorgang zu constatiren ist, als bei der Einathmung sauerstoffarmer Luft. Die Kranken werden auch da gezwungen permanent — und darauf muss ein grosses Gewicht gelegt werden — tiefer zu athmen, um ihr O-Bedürfniss zu befriedigen, können dies aber auch, weil die Luft bedeutend reizloser ist als die im Thal und haben so eine permanente Lungengymnastik, über deren eminenten Werth heute wohl Niemand mehr im Zweifel ist. — Schwieriger noch ist die Frage zu beantworten, worauf gründet der Süden seine Ansprüche auf eine besondere Heilwirkung bei Phthise? Dass das wärmere Klima als solches nicht der allein wirksame Factor sein kann, beweist sich ja daraus, dass in den nördlichen Breitegraden weit weniger Phthise vorkommt, als im Süden, und ist es überhaupt auch noch gar nicht endgültig abgethan, ob sich nicht Phthisiker mit Vortheil in jene Breitegrade dislociren lassen werden. Dass das mildere Klima im Gegensatz zu dem unseren manchen catarrhalisch bedingten Nachschub der Krankheit fern zu halten vermag, soll gerne zugegeben werden, indessen ist dieser günstige Umstand nun und nimmermehr der hauptsächliche Heilfactor des südlichen Klimas. Je kälter die Luft ist, um so comprimirter und O-reicher ist sie; umgekehrt je wärmer, um so dünner und O-ärmer. Hierin, m. H., suche ich auch hier wieder die Hauptwirkung des Südens. Der Kranke athmet wärmere und O-ärmere Luft ein, als in unseren Breitegraden, er wird ebenso wie in den vorhin besprochenen Fällen gezwungen, tiefer zu athmen um sein O-Bedürfniss auszugleichen, hat also auch hier wieder eine permanente Lungengymnastik. — Beim Höhenklima nimmt der Kranke durch seine tiefen Athemzüge eine möglichst reine Berg- oder Waldluft auf, im Süden eine mässig temperirte, dadurch schon an und für sich reizlosere, Luft womöglich aus Palmenhainen oder am Meer, bei unseren Einathmungen an Gradirwerken spenden wir eine gleichmässig temperirte und durch die Zerstäubung des Wassers stets feuchte Luft. In allen den verschiedenen Heilmethoden haben wir daher noch besonders Rücksicht zu nehmen auf diese besprochenen Factoren, das wirklich Wesentliche aber bleibt in allen Fällen doch nur immer wieder die Lungengymnastik, hervorgebracht durch die Neigung, das O-Deficit der umgebenden Luft durch tiefe Athemzüge auszugleichen. — Ich weiss sehr wohl, meine Herren, dass dies ebensogut eine Hypothese ist, wie so viele andere Erklärungsversuche, und bin auch vorläufig noch weit davon entfernt, diese meine Ansicht als eine These hinstellen zu wollen; hauptsächlich der Nachweis aber des einen Heilfactors — nämlich des O-Mangels — in den so ganz heterogenen Heilmethoden veranlasst mich, in diesem so lange das wirklich wirksame Agens zu sehen, bis ich eines Besseren belehrt werde. — Selbstredend möchte ich mich ausdrücklich dagegen verwahren, als wenn ich in der einen oder der anderen der besprochenen Heilmethoden ein Specificum gegen Phthise sähe — ein solches ist schon wegen der verschiedenen Phasen der Krankheit ein Unding — und ebensowenig möchte ich das Verdienst der Eingangs bereits als unentbehrlich bezeichneten Hülfsmittel in der Phthiseotherapie im Geringsten schmälern. Ich erkenne ihren Werth vollkommen. In erster Reihe die richtige Diät unter permanenter ärztlicher Controlle — entschieden am rationellsten in einem Sanatorium zu handhaben — mit Einschluss der Kleidung, Bewegung, Luftgenuss, Gymnastik u. s. w. Dann die Hydrotherapie in Gestalt von Douchen, Abreibungen und Bädern, die Inhalations- und Pneumatotherapie, endlich die Quellen als ein wichtiges Bindeglied. Alles dies ist heute zu einer sehr dankenswerthen Vervollkommnung der rationellen Phthisiotherapie herangebildet worden und vertritt mit Recht jetzt die uns hier überflüssig gewordenen Verordnungen von Medikamenten. — Unser ganzes Wissen, m. H., oder besser gesagt, unsere ganze Möglichkeit, im concreten Falle zu helfen, lässt uns aber stets im Stich, wenn wir Fälle zugeschickt erhalten, die für unseren Curort nicht passen. Eines schickt sich nicht für Alle, und am wenigsten in der Phthisiotherapie;

ich betrachte es daher als eine unserer vornehmsten Aufgaben, dass wir unseren practischen Collegen, welche uns durch Ueberweisung ihrer Patienten ehren, möglichst genau und gewissenhaft diejenigen Indikationen präcisiren, welche für unseren Curort passen, sodass es ihnen möglich wird, durch ihre Zuweisung ihr eigenes Vertrauen bei ihren eigenen Patienten zu befestigen; auch wir können dadurch nur gewinnen, denn wir bekommen so in der Mehrzahl nur solche Fälle, in welchen wir etwas Erhebliches leisten können, und beseitigen so immer mehr die namentlich früher so beliebt gewesenen schablonenhaften Verordnungen bei Schwindsucht.

Herr **Berg** (Reinerz):

Die Lungenschwindsucht und ihre balneotherapeutische Behandlung.

1. Geschichtliches.

Es ist begreiflich, dass eine Krankheit, wie die Lungenschwindsucht, welche der Physiognomie ein so tiefes charakteristisches Gepräge aufdrückt, der scharfen Beobachtungsgabe der Aerzte des Alterthums nicht leicht entgangen sein konnte. Wir finden in der That in deren Schriften, wie in denen des Hippokrates, Galen, Aretaeus u. Anderer Schilderungen, welche noch heute mustergiltig genannt zu werden verdienen. Ich will jedoch nicht so weit zurückgehen, um Sie nicht zu lange mit dem Geschichtlichen des Gegenstandes aufzuhalten, sondern bald an die Zeit Laënnec's anknüpfen, wo durch diesen grossen Reformator auf dem Gebiete der Krankheiten der Brustorgane die Geschichte der Lungenschwindsucht in eine neue Phase getreten ist: um nachzuweisen, dass dieselben Streitfragen, welche damals die Geister in Bewegung setzten, auch später und bis auf die neueste Zeit Gegenstand eifriger Forschung, aber auch dissentirender Meinungen gewesen und geblieben sind.

Wie Ihnen bekannt, hatten Vorgänger Laënnec's zum Theil eine sehr grosse Anzahl von Species der Lungenschwindsucht aufgestellt, je nach den Ursachen, welche ihrer Meinung nach Anlass zur Zerstörung des Lungengewebes gaben und zur Consumption führten, wie Entzündung, Lungenblutung, vernachlässigte Katarrhe, Unterdrückung natürlicher Secretionen, Gicht etc. So führen Morton [1]) und Portal [2]) 14, Sauvages [3]) sogar 20, Bayle 6 Arten auf. Dem gegenüber erkannte Laënnec bekanntlich nur eine Art der Lungenschwindsucht an, die aus Tuberkeln hervorgegangene Phthisis tuberculosa. In seinem epochemachenden Werke: Traité de l'auscultation médiate et des maladies des poumons et du coeur giebt er dieser seiner Anschauung in folgenden Worten Ausdruck: „Die Fortschritte der pathologischen Anatomie haben bis zur Evidenz gezeigt, dass die Lungenschwindsucht ihre Entstehung der Entwicklung einer eigenen Art von Neubildung — production accidentelle — in der Lunge verdankt, welcher die modernen Anatomen speciell den Namen Tuberkel beigelegt haben, der sonst im Allgemeinen jeder Art von widernatürlicher Geschwulst oder Protuberanz gegeben worden ist. Ich meine, dass man keine andere Art von Lungenphthise zulassen darf. Die durch verschiedene Nosologen und Practiker aufgestellten Arten unter dem Namen scorbutische, venerische Phthise etc. sind alle im Grunde tuberculöse Phthisen und unterscheiden sich nur durch die Ursache, der man vielleicht ohne Grund die Entwicklung von Tuberkeln zuschreibt."

„Die tuberculöse Materie kann sich unter zwei Hauptformen entwickeln, der der isolirten Körper und der der Infiltration. Jede dieser Formen oder Arten stellt mehrere Gattungen dar, welche hauptsächlich mit ihren verschiedenen Entwickelungsstufen zusammenhängen." „Welches auch immer die Form sei, unter welcher sich die tuberculöse Materie entwickelt, so stellt sie in ihrem Beginn eine graue, halb durchscheinende Masse dar, welche nach und nach gelb, trübe und sehr dicht wird. Sie wird endlich weich, nimmt allmählig

[1]) Richard Morton. Opera omnia. Lyon 1737.

[2]) Portal. Observations sur la nature et le traitement de la phthise. Paris 1792.

[3]) Sauvages. Nosologia methodica sistens morborum classes. Amsterdam.

eine fast gleichmässige, eiterähnliche Flüssigkeitsform an und hinterlässt durch die Bronchien ausgeschieden an ihrer Stelle Höhlen zurück, welche unter dem gewöhnlichen Namen der Lungengeschwüre bekannt sind und welche wir mit dem Namen tuberculöse Excavationen bezeichnen wollen." Die isolirten, miliar genannten Tuberkel beschreibt Laënnec als kleine graue und halbdurchsichtige, zuweilen fast selbst durchsichtige, farblose Körnchen von einer etwas geringeren, als Knorpelconsistenz. Ihre Grösse wechselt von der eines Hirsekorns — milium daher miliar — bis zu der eines Hanfkorns; ihre Form beim ersten Anblick rundlich, ist weniger regelmässig, wenn man sie näher mit der Lupe untersucht; manchmal erscheinen sie selbst ein wenig winklig. Sie sind fest mit dem Lungengewebe verbunden und man kann sie von demselben nicht trennen, ohne davon Fetzen loszureissen. Diese Körper wachsen durch Intussusception und vereinigen sich so zu Gruppen. Bevor diese Vereinigung stattfindet, entwickelt sich ein gelblichweisser und trüber Punkt in dem Centrum jedes Tuberkels und indem dieser vom Centrum nach der Peripherie zunimmt, bemächtigt er sich des ganzen Tuberkels in dem Maasse, als er grösser wird.

Von der tuberculösen Infiltration beschreibt Laënnec zwei Arten, eine graue und eine gelatinöse. Erstere bildet sich häufig um tuberculöse Cavernen, entwickelt sich aber auch primitiv in Lungen, welche noch keine Tuberkel enthalten, dies ist aber äusserst selten der Fall. Letztere kommt als ein inzwischen von Miliartuberkeln wenig ausgebreitete Infiltration von geléeartigem Aussehen vor und ist nur eine Varietät der ersteren.

Von den Zeitgenossen Laënnec's war es besonders Broussais [1]), welcher dessen Lehren von der Ursache und dem Wesen der Lungenschwindsucht bekämpfte. Broussais erkennt zwar auch die tuberculöse Materie als Ursache der Phthise an, hält sie aber für keine Neubildung, sondern für

[1]) Broussais. Examen des doctrines medicales. Paris 1839.

das Product eines entzündlichen Processes in der Lunge. Er nimmt nämlich zwei Gruppen von Entzündungen an: eine Blutgefässentzündung und eine lymphatische Entzündung; erstere führt zur Eiterbildung, letztere zur Bildung der tuberculösen Materie.

Diese Angriffe Broussais' waren es wohl hauptsächlich, welche Laënnec Veranlassung gaben in seinem schon citirten Werke sehr umständlich auf den Gegenstand einzugehen, um nachzuweisen, dass keiner der bekannten entzündlichen oder anderen Vorgänge in der Lunge, wie acute und chronische Pneumonie, Katarrh, Pleuritis etc. weder nach ihrem klinischen Verlaufe, noch nach dem pathologisch-anatomischen Befunde eine Analogie mit dem tuberculösen Processe darböten. Diese Krankheiten treten zwar in einzelnen Fällen mit der tuberculösen Affection gleichzeitig auf; aber wo dies stattfindet, ist letztere augenscheinlich früher vorhanden. Folgerichtig seien dann die Tuberkel entweder, indem sie wie fremde, reizende Körper wirkten, die Gelegenheitsursache der Krankheit, oder die beiden Krankheitszustände seien obgleich in demselben Organ in Rücksicht auf Aetiologie einander fremd. Auch sei Hämoptoë nie Ursache, sondern stets nur Symptom des schon vorhandenen, wenn auch häufig noch latenten tuberculösen Processes. Betreffs der Aetiologie nimmt Laënnec an, dass die Entwicklung der Tuberkel das Resultat einer allgemeinen Disposition sei, dass sie sich ohne vorhergehende Entzündung vollziehe und dass, wo letztere gleichzeitig mit der tuberculösen Affection auftrete, sie sicherlich am häufigsten späteren Datums sei.

Ausser Broussais treten noch andere Zeitgenossen und auch spätere Forscher namentlich auf dem Gebiete der pathologischen Anatomie in Frankreich gegen die Laënnec'sche Lehre auf. Auf der anderen Seite fand sie unter den klinischen Lehrern besonders an Louis einen Anhänger und eifrigen Vertheidiger. So kam es, dass diese Lehre getragen von der unbestrittenen Autorität ihres Schöpfers und gestützt auf die von ihm geltend gemachten Beweisgründe sich bis in die neuere Zeit als unumstössliches Dogma erhielt und besonders von den practischen Aerzten meist ohne Einschränkung acceptirt wurde, denen die einheitliche genetische Ursache der Lungenphthise besonders zusagen musste.

Erst um die Mitte dieses Jahrhunderts trat Reinhardt[1]) wieder gegen die Lehre Laënnec's auf, indem er Folgendes ausführte: „Jede Tuberkelablagerung ist nur eine mehr oder weniger ausgedehnte, chronisch verlaufende Pneumonie und das Eigenthümliche der Lungentuberculose besteht nur darin, dass in Folge gewisser allgemeiner Bedingungen, zumal Krankheiten der Blutmasse dergleichen chronische Entzündungen in kürzeren oder längeren Intervallen sich fortwährend wiederholen." Zu derselben Zeit machte Virchow darauf aufmerksam, dass man die käsige Umwandlung der sogenannten tuberculösen Infiltration der Lunge nicht als einen ihr allein zukommenden Process betrachten könne, da Gebilde der verschiedensten Art, welche nicht die geringste Verwandtschaft mit den Tuberkeln hätten, wie ältere Krebsknoten, durch zellige Hyperplasie geschwellte Lymphdrüsen, hämorrhagische Infarcte etc. eine solche Umwandlung erleiden könnten. Aus diesem Grunde dürfe man das Käsigwerden der tuberculösen Infiltration Laënnec's nicht mehr als einen Beweis für die tuberculöse Natur derselben gelten lassen. Auch Niemeyer[2]) sprach sich in ähnlichem Sinne aus: „dass man nach dem gegenwärtigen Stande der Wissenschaft nur eine Art von Tuberkel, den Miliartuberkel, sowie eine Form der Tuberculose, die Miliartuberculose zulassen könne. Alles, was man seit Laënnec als infiltrirte Tuberculose der Lunge bezeichnet habe, sei das Product chronischer besonders katarrhalischer Pneumonie." Betreffs der Ursachen schloss er sich fast ganz den Anschauungen der Alten an,

[1]) Reinhardt. Ueber die Uebereinstimmung der Tuberkelablagerungen mit den Entzündungsproducten (Annalen des Charité-Krankenhauses. Berlin. Jahrgang I. 1850).

[2]) Klinische Vorträge über Lungenschwindsucht von Dr. Ed. Ott. Aus der Niemeyer'schen Klinik (Berl. klin. Wochenschrift 1866 No. 49 etc.).

indem er als solche in erster Reihe eben die katarrhalische Pneumonie, dann auch croupöse Pneumonien, Bronchialblutung, vernachlässigte und verschleppte Katarrhe etc. gelten liess.

Buhl [1]) nimmt für die Entwickelung der Lungenschwindsucht eine eigenthümliche Entzündungsform in der Lunge an, welche er Desquamativ-Pneumonie nennt. Sie unterscheide sich von der katarrhalischen, sowie croupösen Pneumonie dadurch, dass sie nicht wie diese blos die Schleimhaut und das submucöse Zellgewebe ergreife, sondern mehr in die Tiefe gehe und das interstitielle Lungengewebe erfasse. Diese Pneumonie komme in drei Graden oder Modificationen vor, von welchen der heftigste Grad die tuberculöse Pneumonie darstelle. Buhl war es auch, welcher das genetische Verhältniss der käsigen Heerde und der Miliartuberkel, die bei Sectionen von Phthisikern fast immer gleichzeitig in den Organen des Körpers vorgefunden werden, klar zu stellen sucht. Während nämlich von Laënnec und seinen Anhängern die Miliartuberkel meist als das Primäre und die käsigen Heerde als das Secundäre angesehen wurden, suchte Buhl durch die Ergebnisse vielfacher Autopsien den Beweis zu bringen, dass umgekehrt die käsigen Heerde älteren Datums, also das Primäre und die Miliartuberkel das Secundäre seien. Er ist überhaupt der Ansicht, dass für die letzteren käsige Heerde fast immer den Ausgangspunkt bilden, da in solchen Fällen gewöhnlich die Anwesenheit eines oder mehrerer solcher Heerde im Körper zu constatiren ist. Traube erkennt auch im Gegensatz von Miliartuberculose eine käsige Pneumonie an, tritt aber gelegentlich einer Publikation eines Krankheitsfalles der Ansicht Niemeyer's entgegen, dass die vorher auftretende Bronchialblutung häufig die nächste Ursache der Lungenschwindsucht abgebe. Traube behauptete im Gegentheil, dass die der letzteren scheinbar vorangehende Hämoptoë nicht Ursache, sondern meist Symptome des schon vorhandenen, aber noch latenten phthisischen Processes sei.

[1]) Dr. Ludwig Buhl. Lungenentzündung, Tuberculose und Schwindsucht. München 1872.

2. Wesen und Ursachen der Lungenschwindsucht.

Aus dem eben Vorgetragenen können Sie, meine Herren, ersehen, dass bis dahin die Autoren zwar über die Ursachen und die Art der Entwicklung der Lungenschwindsucht verschiedener Meinung waren, dagegen darin übereinstimmten, dass sie den chronisch verlaufenden und gewöhnlich zur Phthise führenden Process in der Lunge als einen von der acuten Miliartuberculose ganz verschiedenen auffassten und auf einen chronisch entzündlichen Vorgang in dem Lungengewebe zurückführten. Als die demselben zu Grunde liegende nächste Ursache wurde eine constitutionelle Disposition angenommen, welche ererbt oder acquirirt sich neben dem übrigen Symptomencomplex vornehmlich durch einen flachen und schmalen d. h. in seinem Breite- und Tiefe-Durchmesser beschränkten Brustkasten kund giebt.

Die Ansteckungsfähigkeit der Lungenschwindsucht betreffend, so wurde diese zu allen Zeiten mehr von dem Laienpublicum gefürchtet, als an dieselbe seitens der Aerzte geglaubt. Laënnec selbst äusserte sich über diesen Punkt dahin, dass die tuberculöse Phthise in den Augen des Volkes und einiger Aerzte in gewissen Ländern namentlich in den südlichen Theilen von Europa als contagiös gelte, dass sie es aber in Frankreich nicht zu sein scheint. Er macht aber eine Reserve indem er weiter sagt: „Wie es auch damit sich verhalte, so verlangte es die Klugheit in dieser Hinsicht sehr vorsichtig zu sein, da viele Thatsachen es beweisen, dass eine Krankheit, welche gewöhnlich nicht contagiös ist, es unter gewissen Umständen werden könnte.“

Impfversuche mit tuberculöser Materie wurden schon Anfangs dieses Jahrhunderts von Kortüm, Lepelletier, Alibert, Panum u. Anderen angestellt. Doch waren diese so spärlich und von so unbestimmtem Erfolge, dass keinerlei Schlüsse aus denselben gezogen wurden. Sie geriethen auch bald in Vergessenheit, ohne irgend einen merklichen Einfluss auf die Anschauungen über die Genese der Tuberculose ausgeübt zu haben. Es gebührt demnach Villemin allein der Ruhm, den Weg des physiologisch-pathologischen Experiments auf dem Gebiete der Phthisiologie zuerst mit Glück beschritten und die Frage über die Contagiosität der Tuberculose der Lösung nahe gebracht zu haben. Villemin benutzte als Impfstoff sowohl Sputa als Blut von Phthisikern, sowie auch Tuberkelstoff, den er aus der Pleura und aus Cavernen von an Phthise Gestorbenen entnommen hatte. Mit allen diesen Producten erzielte er positive Resultate. Auch stellte er Controllversuche mit anderen Krankheitsstoffen, sowie mit indifferenten Substanzen an, die keinen gleichen Erfolg hatten. Am 5. December 1865 konnte er daher der Académie de médecine zu Paris sein erstes Memoire über Ursache und Natur der Tuberculose und Impfung derselben von Menschen auf Kaninchen überreichen, in welchem er aus seinen Versuchen folgende Schlüsse zog:

1. Die Tuberculose ist eine specifische Affection.
2. Sie hat ihre Ursache in einem impfbaren Agens.
3. Nur durch dieses Agens oder Virus und auf keine andere Weise können Tuberkel hervorgerufen werden.

Von der Pariser Académie de médecine wurden die Arbeiten Villemin's einer Commission übergeben und diese zusammengesetzt aus Colin, Louis, Grisolle und Bouley hat nach sorgfältiger Prüfung die Ergebnisse lediglich bestätigt. Bald nach Villemin haben in Frankreich unter Anderen Hérard und Cornil, in Deutschland namentlich Lebert und Waldenburg Impfversuche angestellt und zum Theil abweichende Resultate erzielt. Später und bis auf die jüngste Zeit wurden von vielen pathologischen Anatomen, wie Chauveau, Klebs, Charcot, Cohnheim u. Anderen die Experimente in allen Variationen fortgesetzt. Von allen diesen sei kurz gesagt, dass sie die von Villemin festgestellten Thatsachen durchweg bestätigt haben, und Cohnheim [1]) lässt sich

[1]) Julius Cohnheim. Die Tuberculose vom Standpunkte der Infectionslehre.

in seiner jüngst erschienenen Brochüre hierüber wörtlich wie folgt aus: „Heute möchte schwerlich noch ein Pathologe existiren, der es leugnete, dass die Tuberculose eine übertragbare Infectionskrankheit ist."

Trotz dieser Thatsachen, welche, wie ich bald zeigen werde, mit der klinischen Beobachtung, sowie den pathologisch-anatomischen Befunden durchaus nicht im Widerspruche stehen, herrscht noch über die wichtigsten unser heutiges Thema betreffenden Fragen die grösste Meinungsverschiedenheit unter den Aerzten. Es sei mir daher gestattet heute folgende Thesen zu erörtern und Ihrer Discussion zu unterbreiten:

1. Die bisher sogenannte käsige Pneumonie ist eine constitutionelle Krankheit.

2. Zwischen ihr und der acuten Miliartuberculose besteht nur ein gradueller Unterschied, dem Wesen nach sind beide Processe gleich, denn sie gehen aus demselben Infectionsstoffe hervor.

3. Phthisischer Habitus, Erkältung, gewisse Lebensberufe, Lungenentzündung, Katarrhe etc., welche von Vielen noch jetzt als directe Ursachen der Lungenschwindsucht angesehen werden, geben nur die prädisponirende resp. Gelegenheitsursachen ab.

4. In einzelnen aber seltneren Fällen können auch andere Störungen in der Lunge zur Consumption führen, diese haben aber mit dem tuberculösen Process nichts zu thun, falls sie nicht mit ihm combinirt vorkommen.

1. Was den ersten Punkt betrifft, so haben die vielfachen Experimente unzweifelhaft erwiesen, dass die Lungenschwindsucht eine von Menschen auf Thiere übertragbare Krankheit ist; denn nicht blos die mit tuberculöser Materie geimpften Kaninchen und Meerschweinchen wurden tuberculös, sondern Chauveau und Andere konnten durch Fütterung mit tuberculösen Massen Tuberculose hervorrufen, und im Münchener physiologischen Laboratorium gelang es Thiere durch Einathmung zerstäubter Sputa, welche von phthisischen Kranken

herrührten, tuberculös zu machen. Ferner ist durch vielfache Erfahrung die Heredität der Tuberculose wohl ausser allem Zweifel gesetzt und nach statistischen Berechnungen soll $^1/_3$ bis die Hälfte der Fälle dahin gehören. Wenn man aber auch bei phthisischen Kranken der Aetiologie ihrer Krankheit genauer nachforscht, so hat man oft Gelegenheit zu erfahren, dass das eine oder andere blutsverwandte Familienglied in der Jugend an einer acuten Gehirnkrankheit (also an Meningitis tuberculosa) gestorben ist oder schon erwachsen an einer chronischen Lungenkrankheit gelitten hat oder noch leidet. Virchow machte zwar die Beobachtung, dass die Früchte an Tuberculose verstorbener schwangerer Frauen nicht tuberculös sind, sondern dass dieselben normal und sehr gut entwickelt sein können. Man muss daher annehmen, dass die Heredität in der Uebertragbarkeit des Infectionsstoffes selbst bestehe und dass derselbe in der Säftemasse des Neugeborenen sich befinde. Später wird er an irgend einer Stelle z. B. einer Lymphdrüse abgesetzt, wo er ohne Einfluss auf den Organismus bleiben kann, bis er durch Hinzutreten einer Gelegenheitsursache entweder an Ort und Stelle oder im Lymph- oder Blutstrom nach einem anderen Organ übergeführt, daselbst die bekannten Störungen hervorruft. — Ebenso ist eine directe Uebertragung der Phthise von Person auf Person sicher constatirt. Häufig genug wird sie bei Eheleuten beobachtet, wo sie vom Mann auf die Frau ungleich häufiger vorkommt, als es umgekehrt der Fall ist. Von einer directen Uebertragung unter ganz ungewöhnlichen Umständen, sozusagen von Mund zu Mund macht uns Dr. Reich [1]), Bezirksarzt in Mülheim, eine interessante Mittheilung: Eine an vorgeschrittener Phthise leidende Hebeamme aus dem nahe gelegenen Neuenburg — am rechten Rheinufer — hatte die üble Gewohnheit den neugeborenen Kindern selbst bei leichten Graden von Asphyxie den Schleim aus den ersten Wegen durch Aspiration mit ihrem Munde zu entfernen und ihnen dann Luft einzublasen. Binnen kurzer Zeit starben 20 Kinder d. h. fast alle von ihr entbun-

[1]) Reich. Berl. Klin. Wochenschrift 1878.

denen an Meningitis tuberculosa, während die von einer zweiten Hebeamme entbundenen Kinder gesund blieben. Dieser interessante Fall ist in doppelter Beziehung lehrreich: 1. zeigt er, dass das Contagium hier auf dem Wege der Blutbahn in das Gehirn gelangt ist und nicht an der Stelle der ersten Infection hauptsächlich krankheitserregend gewirkt hat, dass also der Locus praedilectionis für die Tuberculose bei Neugeborenen und auch wohl überhaupt bei Kindern in den ersten Lebensjahren das Gehirn ist. 2. beweist er, dass der Infectionsstoff der chronischen Phthise, also der sogenannten käsigen Pneumonie Miliartuberculose zu erzeugen im Stande ist. Dieser letztere Umstand ist also für unsere zweite These beweiskräftig nämlich: dass käsige Pneumonie und Miliartuberculose dem Wesen nach gleiche Krankheitszustände sind.

Meines Erachtens braucht es jedoch eines solchen Beweises nicht mehr; denn abgesehen davon, dass Impfversuche diese Frage bejahend entschieden haben, sprechen auch die pathologisch-anatomischen Befunde, sowie die klinische Beobachtung für diese meine Behauptung. Sowohl bei der chronisch verlaufenden Lungenphthise, als bei der acut auftretenden Miliartuberculose finden wir bei der Autopsie in den Lungen der an der einen oder anderen Krankheit Gestorbenen käsige Heerde und Miliartukerkel gleichzeitig vor, nur dass im ersteren Falle meist die käsigen Heerde, im letzteren die Miliartuberkel prävaliren. Das klinische Krankheitsbild dieser beiden Zustände ist zwar für gewöhnlich ein ganz verschiedenes. Sobald aber eine chronisch verlaufende Phthise durch eine heftige Exacerbation den acuten Charakter angenommen hat, so zeigt sie einen der acuten Miliartuberculose sehr ähnlichen Symptomencomplex. Andererseits werden von Miliartuberculose gewöhnlich nicht mehr gesunde, sondern meist schon phthisisch erkrankte Personen befallen; denn wenn auch zuweilen Jemand bei scheinbar vollem Wohlsein von dieser Krankheit plötzlich erfasst und in kurzer Zeit hingerafft wird, so findet man in seinen Lungen fast immer Veränderungen vor, wie alte käsige Herde, Verwachsungen der Pleuren etc., welche auf einen schon frühern, bereits längst abgelaufenen Krankheitsprocess hinweisen.

3. Erkältungen, Katarrhe, Pneumonien etc. können nicht als unmittelbare, sondern nur als Gelegenheits-Ursachen der tuberculösen Phthise angesehen werden. Um kurz zu sein, will ich nur anführen, dass, wenn ersteres der Fall wäre, bei dem häufigen Vorkommen dieser Momente auf der einen und der starken Verbreitung der Lungenphthise auf der andern Seite ein genetischer Zusammenhang öfter müsste constatirt werden können, als dies thatsächlich stattfindet. Ueber den sogenannten phthisischen Habitus, welcher von Vielen noch heute als nächste Ursache der Tuberculose angesehen wird, will ich mich ausführlicher äussern: Wenn wir Kinder phthisischer Eltern von Jugend auf und durch längere Zeit zu beobachten Gelegenheit haben; so bemerken wir öfter, wie solche von Hause aus gut gebaut durch anscheinend leichte, aber wiederholte Erkrankungen der Respirationsorgane allmählig einen phthisischen Habitus acquiriren. Darum sind Erwachsene mit solch einem Habitus behaftete gewöhnlich nicht mehr gesunde Menschen, sondern zeigen bei der physikalischen Untersuchung krankhafte Veränderungen ihres Lungengewebes, welche nothwendig eine solche Thoraxbildung zur Folge haben. Auch kommen oft schon dem Kindesalter entwachsene Kranke mit einem gut gebauten Brustkasten im initialen Stadium der Tuberculose in unsere Behandlung. Wenn wir diese aber nach einem bis zwei Jahren wiederzusehen bekommen, so erstaunen wir über die argen Veränderungen, welche der schleichende Krankheitsprocess oft in der Form ihres Thorax hervorgebracht hat. Schliesslich sehen wir eine ganze Anzahl Menschen mit schmalem und flachem Brustkorb, welche nicht phthisisch sind, noch es werden.

Aus den eben angeführten Gründen muss man den phthisischen Habitus in den meisten Fällen als Folgezustand, nicht aber als nächste Ursache des phthisischen Processes ansehen. Doch kann zugegeben werden, dass er nicht selten eine Prädisposition für die Entwicklung der Phthise abgiebt.

4. Staubinhalationskrankheiten, putride Processe, Bronchitis etc. können, wie Ihnen bekannt ist, ebenfalls zur Zerstörung des Lungengewebes führen. Sie combiniren sich auch häufig genug mit dem tuberculösen Process, was leicht erklärlich ist, insofern ein krankes schlecht functionirendes Organ weit mehr zur Ansteckung inklinirt, als ein gesundes. Mit wie ohne Complication liefern diese Krankheitszustände ein der tuberculösen Phthise sehr ähnliches Krankheitsbild. In den meisten Fällen ist jedoch eine differenzielle Diagnose möglich. Die tuberculöse Phthise kennzeichnet sich eben dadurch, dass sie in Intervallen auftritt, für gewöhnlich chronisch verläuft und käsige Herde gleichzeitig mit Tuberkeln in den meisten Organen vornehmlich aber in der Lunge, so wie mehr oder weniger ausgebreitete Entzündungsprodukte in letzterer setzt. Ob und in welchem Causalnexus die diesen Produkten zu Grunde liegenden entzündlichen Vorgänge zu dem tuberculösen Processe stehen, wollen wir unerörtert lassen. —

Symptome.

Im Vorhergehenden habe ich nur kurz das charakteristische Auftreten und den eigenthümlichen schleppenden Verlauf der Lungenphthise im Allgemeinen andeuten wollen. Auf eine specielle Aufzählung der mannigfachen und variablen Symptome dieser Krankheit in ihren verschiedenen Stadien muss ich der beschränkten Zeit wegen verzichten. Ich möchte nur beiläufig bemerken, dass wir uns nicht auf die, wenn auch so werthvolle und jetzt nicht mehr zu entbehrende physikalische Untersuchung allein beschränken dürfen; sondern in vielen Fällen sowohl den anamnestischen Momenten, als auch den übrigen Krankheits-Erscheinungen namentlich der makroskopischen und mikroskopischen Beschaffenheit der Sputa volle Beachtung schenken müssen. In letzterer Beziehung sind dieselben auf elastisches Lungengewebe zu untersuchen, dessen erstes Auftreten im Sputum den Beginn des destructiven Processes in der Lunge verräth. Es sei mir noch gestattet auf ein Symptom Ihre Aufmerksamkeit hinzulenken, dessen meines Wissens bisher nirgends Erwähnung geschehen ist. Wir werden zuweilen von Patienten um Rath gefragt, welche häufig aus phthisischer Familie mit grosser Aengstlichkeit jede auffällige Empfindung in ihren Brustorganen sorgfältig überwachen. Diese klagen über ein schmerzhaftes Gefühl in der einen oder andern Seite ihrer Brust, ohne dass wir durch die Auscultation oder Percussion etwas Abnormes zu entdecken im Stande sind. Höchstens hören wir auf der angeblich schmerzhaften Seite ein etwas schärferes vesiculäres Athmen; die Percussion jedoch ergiebt einen gleichen normalen tiefen Ton auf beiden Seiten. Wenn wir aber unsere Hände auf die eine und andere vordere Brusthälfte auflegen, so fühlen wir beim Sprechen des Patienten einen ungleich starken Fremitus auf den beiden Seiten, so zwar, dass auf der schmerzhaften Seite derselbe stärker ist. Auf eben dieser Seite hat sich bei einigen solchen Kranken, die ich längere Zeit darauf zu beobachten Gelegenheit hatte, ein phthisischer Process entwickelt; oder es war vielmehr jene Erscheinung schon ein Symptom der beginnenden wohl noch sehr geringen tuberculösen Infiltration.

Prognose.

Ehe wir zur Behandlung der Lungenschwindsucht übergehen, wollen wir uns die Frage vorlegen, ob unsere Auffassung von der einheitlichen Genese derselben, nämlich dass sie auf einem tuberculösen Processe beruhe, die Prognose gar so ungünstig erscheinen lässt, dass Niemeyer[1]) sich seiner Zeit in dieser Beziehung wie folgt äussern konnte: „Gegen die auf primärer Tuberculose beruhende Lungenschwindsucht, so wie gegen Tuberculose, welche sich im Laufe einer Schwindsucht entwickelt hat, ist die Therapie in der That ohnmächtig, und wir sind allein auf palliative Bekämpfung der lästigen

[1]) Niemeyer. l. c.

Symptome angewiesen.“ Von Laënnec[1]) an bis auf die neuesten Autoren sind Sectionsberichte veröffentlicht, Individuen betreffend, welche in schon vorgerücktem Alter an einer zur Tuberculose nicht in Beziehung stehenden Krankheit gestorben waren, in deren ganz intactem Lungengewebe zahlreiche verödete Tuberkel vorgefunden wurden. Es blieben demnach vermuthlich in solchen Fällen die Tuberkel während der ganzen Lebenszeit des Betreffenden latent, ohne das Allgemeinbefinden gestört oder in der Lunge selbst eine pathologische Veränderung veranlasst zu haben. Ferner macht Klebs[2]) von seinen Beobachtungen bei Impfversuchen folgenden Schluss auf die Heilbarkeit der Tuberculose: „Die geimpfte Tuberculose der Thiere kann ebenso gut, wie diejenige der Menschen heilen. In dieser Beziehung möchte ich weniger auf diejenigen unter meinen Versuchen Gewicht legen, in denen nach einer längern Zeit keine Tuberkel mehr gefunden werden, als auf jene, in welchen Organe frei gefunden wurden, welche sonst als Durchgangspunkte bei Verbreitung der Tuberculose von der Bauchhöhle aus constant befallen waren.“ Krankenbeobachtungen selbst betreffend hat wohl jeder erfahrene Arzt Spitzenkatarrhe und ausgesprochene Dämpfung in der Supra- und Infraclaviculargegend in dem einen oder andern Falle namentlich bei jugendlichen Kranken vollständig schwinden sehn, ohne dass später durch die sorgfältigste physikalische Untersuchung etwas Abnormes mehr in der Lunge gefunden werden konnte. In welcher Weise dies zu Stande kommt, ob die Tuberkel fettig zerfallen und resorbirt werden, oder ob sie eine Metamorphose erleiden, wo sie für das Lungengewebe unschädlich werden, kann uns vom therapeutischen Standpunkte gleichgiltig sein. Jedenfalls ist nach den oben angeführten pathologisch anatomischen Befunden Beides möglich, so dass in dem einen Falle das Eine in einem andern das Andere stattfinden dürfte.

[1]) Laënnec. l. c.

[2]) Beiträge zur Geschichte der Tuberculose von E. Klebs und Valentin (Virchow Archiv. 44. — 1868).

Aber auch in einem schon vorgeschrittenen Stadium ist die tuberculöse Phthise einer relativen Heilung zugänglich, und ich wäre in der Lage Ihnen eine grössere Anzahl an offenbar hereditärer Tuberculose Leidender vorzustellen, welche ich vor Jahren in einem solchen schon spätern Stadium der Phthise mit sehr gefahrdrohenden Symptomen in Behandlung bekam und die sich gegenwärtig des besten Wohlseins erfreuen.

Ich möchte jedoch bei Ihnen nicht den Glauben erwecken, als wenn ich im Allgemeinen die Sache in so rosenfarbenem Lichte ansehe. Die Kurerfolge sind dazu leider numerisch zu ungünstig. Der Grund dafür liegt nicht blos in der Schwere und Hartnäckigkeit dieser Krankheit selbst, sondern auch in den ungünstigen, dem Uebel Vorschub leistenden Lebensverhältnissen vieler Kranken, die für die Dauer zu ändern sie nicht in der Lage sind.

Behandlung.

Die erste Indication, welche sich bei unserer Krankheit dem practischen Arzt darbietet, besteht darin der Entwicklung und Ausbreitung der Tuberkel entgegenzutreten; die zweite bezieht sich auf diejenigen Störungen in der Lunge selbst, welche die tuberculösen Ablagerungen zur käsigen Metamorphose führen, wie Katarrhe, Hyperämien, Entzündungen. Diese beiden Indicationen sind das eigentliche Gebiet, auf welchem die Balneotherapie erfolgreich wirken kann. Endlich giebt es eine Anzahl von ernsten zum Theil gefahrdrohenden Zufällen, wie Lungenblutungen, hohes Fieber, concomitirende gastrische Beschwerden etc., welche ein mehr oder weniger schnelles Eingreifen erfordern und einer symptomatischen Behandlung vorbehalten bleiben müssen.

Mögen wir es mit einer blossen Anlage zur Phthise oder mit der schon ausgesprochenen Krankheit selbst zu thun haben, so werden wir darauf bedacht sein, den betreffenden Patienten den schädlichen Einflüssen zu entziehen, welche die Entwickelung und Ausbreitung der Krankheit begünstigen. Zu diesen

Schädlichkeiten gehören erfahrungsgemäss der Aufenthalt in volkreichen Städten, das Bewohnen feuchter, dunkler und enger Räume, sitzende Lebensweise etc. Dem gegenüber wirkt die reine, belebende Athmosphäre einer ländlichen Gegend höchst wohlthätig auf solche Kranke ein. In letzter Beziehung sind es vornehmlich zwei Klimate, welche schon von den Aerzten des Alterthums Schwindsüchtigen besonders empfohlen wurden, die Seeküste und das Höhenklima. Beide sind, wenn es sich blos um eine reine, gesunde Luft handelt, gleichwerthig. Sie unterscheiden sich aber dadurch, dass am Seestrande die Temperatur wärmer, gleichmässiger, die Luft feuchter und dichter ist, im Hochgebirge die Temperatur kühler und schwankender, die Luft trockner und dünner wird. Patienten im irritativen Stadium oder mit starker Neigung zu Lungenblutungen, wo es uns darauf ankommt beruhigend und reizmildernd zu wirken, werden wir daher lieber an die Seeküste schicken. Wo es sich jedoch darum handelt stimulirend auf die Respirationsfunction einzuwirken oder die Leistungsfähigkeit der vegetativen Sphäre durch Anregung des Stoffwechsels zu steigern, also im initialen Stadium der Krankheit oder nach abgelaufenen Processen bei in der Ernährung heruntergekommenen Personen, da werden wir dem Höhenklima den Vorzug geben. Die dünnere Gebirgsluft enthält in demselben Raumquantum selbstverständlich eine geringere Menge Sauerstoff als die dichtere Luft in der Ebene. Daher sind die aus letzterer nach dem Hochgebirge Kommenden, namentlich brustschwache und anämische Personen gezwungen tiefere und ausgiebigere Inspirationen zu machen, um ihr Athmungsbedürfniss zu befriedigen. Die Folge davon ist, dass der Brustkorb erweitert, die Lungencapacität erhöht, der Blutumlauf und Stoffwechsel beschleunigt wird. Daher sehen wir im Hochgebirge häufig Spitzenkatarrhe verhältnissmässig schnell schwinden, die in der Ebene jeder Behandlung lange widerstanden.

Aus gleichem Grunde beobachten wir eine Besserung der Ernährung und Blutbeschaffenheit. Auch werden durch die stark angeregte Expectoration die abgestossenen käsigen und nekrotischen Massen mit dem Schleim schnell aus den Bronchien entfernt, ehe sie zur Selbstinfection und Verbreitung der Krankheit im Körper Veranlassung geben. Wesentlich erhöht werden die angegebenen Wirkungen durch häufige Motion im Freien, namentlich durch vorsichtiges dem Kräftezustand entsprechendes Bergsteigen.

An diese die Hygieine betreffende Auseinandersetzung kann ich passend einige Worte über die Diät für Lungenkranke anschliessen. Diese muss meines Erachtens den allgemeinen Indicationen entsprechen und nicht blos dem Ernährungszustande, sondern auch der Verdauungsthätigkeit des Einzelnen angepasst sein. Darum ist eine zu luculente, die Verdauungskraft übersteigende Nahrung oft ebenso nachtheilig, als eine unzweckmässige oder unzureichende. Am geeignetsten erscheint eine gemischte Kost, bestehend in gut verdaulicher, kräftiger Fleischnahrung, Eiern, jungem Gemüse, Amylaceen, Obst besonders Trauben. Der mässige Genuss von Bier und Wein kann in den meisten Fällen gestattet werden. Ein reichlicher Gebrauch von Fett thut oft gute Dienste, hauptsächlich in der kalten Jahreszeit, wo es gewöhnlich vertragen wird. Im Sommer ist Letzteres meist nicht der Fall, dann wird das Fett durch eine gute, frische Milch zweckmässig ersetzt. Der Milchgebrauch der verschiedenen Thiergattungen spielte eine lange Zeit eine grosse Rolle bei der Behandlung der Lungenphthise, und bei den Aerzten des Alterthums galt die Milch hier als Specificum. Jetzt legt man den meisten Werth auf ihre nährenden Bestandtheile, das Casein und die Butter, die sie in einer angenehmen, leicht assimilirbaren Form enthält. Doch ist auch auf die darin befindlichen Salze und den Milchzucker einiges Gewicht zu legen. Die Milch kann darum einerseits als ein gut nährendes, leicht assimilirbares Nahrungsmittel, andererseits als ein die Darmausscheidung mild anregendes Heilmittel aufgefasst werden. Häufig wird sie jedoch nicht gut vertragen, insbesondere von älteren Patienten, welche an Reizmittel, wie an's Cigarrenrauchen, an den Bier- und Wein-Genuss gewöhnt sind. Dann haben wir an den Molken, wenn auch kein besonderes Nähr-, so doch ein ganz vortreffliches Heilmittel. Die Molke hat, wie ich dies schon in meiner Abhandlung über Milch und Molken ausführlicher auseinandergesetzt habe, eine specifische Beziehnng zum Schleimhautsystem, auf welches sie durch ihren Gehalt an Milchzucker und Salzen und durch die Wärme secretionserregend, sowie bei pathologischen Reizungszuständen beruhigend einwirkt. In mässiger Dosis und nicht zu lange gebraucht, wird sie von den Meisten gut vertragen und hat dann keineswegs die ihr imputirte gastrische Beschwerden hervorrufende Nebenwirkung. In Reinerz lassen wir sie des Morgens höchstens bis zu einem halben Liter in $^1/_4$ stündlichen Pausen glasweise trinken und gewöhnlich nur 3—4 Wochen hintereinander gebrauchen. Bei vorhandenen Gastrointestinalreizungen, sowie bei hohem Fieber ist sie contraindicirt. Auf die vielen für Phthisiker gut empfohlenen Kurorte und Mineralwässer kann ich hier nicht näher eingehen und verweise auf die zum Theil vortrefflichen Monographien hierüber. Ich will nur soviel bemerken, dass der Arzt auch hier, wie beim Klima je nach dem Zustande seines Kranken und dem Stadium der Krankheit eine sorgfältige Auswahl wird treffen müssen unter den milden wenig Kohlensäure-haltigen Kalk- oder Natron-Wässern, den Kochsalzquellen und den erregenden kohlensäurereichen Mineralbrunnen.

Hydrotherapie.

Zum Schluss noch Einiges über die hydropathische Behandlung der Lungenschwindsucht. Diese Kurmethode ist in neuerer Zeit in starke Aufnahme gekommen und dieses mit vollem Recht; denn vernünftig angewandt kann sie hier Vorzügliches leisten. In Form von kalten Abreibungen und Douchen regt sie die Respirationsthätigkeit und Blutcirculation mächtig an, leitet Hyperämien von innern Organen nach der Peripherie ab und macht den Körper fähig, äussern Schädlichkeiten energischern Widerstand zu leisten. Die erste Wirkung des kalten Wassers auf den Körper besteht in einer beträchtlichen Wärmeentziehung und einem plötzlichen Blutandrang nach den innern Organen. Beides gleicht der Organismus durch die eigne Reaction wieder bald aus. Die Körperoberfläche wird wieder warm, die erschlafften Hautcapillargefässe füllen sich stark mit Blut und turgesciren. Wenn dies aber geschehen soll, ist eine gewisse Integrität der vitalen Functionen nöthig. Wo diese fehlt, bleibt die Wirkung aus, es bilden sich Blutstauungen mit ihren Folgen, und durch wiederholte Wärmeverluste wird die Ernährung beeinträchtigt. Daher ist diese Kurmethode contraindicirt bei sehr anämischen, körperlich heruntergekommenen Kranken, besonders in schon vorgerücktem Stadium der Schwindsucht, wo sich häufig bereits eine fettige Degeneration der Herzmusculatur entwickelt hat. Hier können wir in einzelnen Fällen höchstens mit kalten, am besten schwach spirituösen Abreibungen eine Versuch machen.

Discussion.

Herr Biefel: Ich möchte zunächst an den letzten Vortrag anknüpfen, weil sich das andere Material damit vereinigen lässt. Wenn wir überhaupt die Balneotherapie der Phthise besprechen wollen, so müssen wir uns vor Allem über feste Glaubensgrundsätze einigen und diese einer Unterscheidung der Phthise in verschiedene Formen zu Grunde legen. Wir dürfen uns nicht auf eine Discussion der verschiedenen pathologisch-anatomischen Forschungen, welche die Sache bis ins mikroskopische Detail entwickelt haben, zu stark vertiefen; — wir müssen darüber hinaus einen Glauben zu Hülfe nehmen, welcher die ganze Phthise in einem bestimmten Zusammenhang umfasst. Dieser Glaube hält sich an dem Verhältniss fest, dass die Miliartuberkulose zumeist als eine Erkrankung anzusehen ist (wie Villemain, Cohnheim u. A. nachwiesen), welche gewöhnlich durch Infection oder Resorption von einem anderen Heerde oder einer Impfstelle ausgeht, wodurch der Verlauf verschieden combinirt wird. Auf diesen Glauben hin werden wir aus dem Gesammtbilde der Phthise verschiedene Arten und Combinationen dieses Verhältnisses der Erkrankung oder wenigstens ganz bestimmte Phasen des Verlaufs als Formen derselben unterscheiden und daran unsere Therapie knüpfen und differenziren können. Wir dürfen bei dieser Unterscheidung der Phthise in gewisse Verlaufsformen nicht zu speciellen Verhältnissen, als z. B. von der Buhl'schen Pneumonie u. dgl. ausgehen, sondern müssen dieselben nur im Allgemeinen auf den Glauben basiren, dass zunächst das Verhältniss von Heerden und von davon ausgehenden secundären Infectionen überall aufzuklären ist. Den ersten Heerd suchte man früher stets in der Lunge und man glaubte, dass jede käsige Pneumonie ein Resorptionsheerd wäre. Die neuen Forschungen haben gelehrt, dass wir auch anderswo wirkliche Heerde finden, welche aus constitutionellen Ursachen die ersten Anlagen des Tuberkels enthalten und zwar in den Drüsen, Knochen, scrophulösen Entzündungsresten u. s. w. Als Eingangspforten für das Gift sind auch die Lungenalveolen heranzuziehen, wie dies durch die Versuche von Tappeiner an Thieren gezeigt worden ist. Wir haben also Heerde und Eingänge und wenn in diesen Heerden diejenige Veränderung vorkommt, welche die Infection veranlassen kann, so folgt als secundäre Erscheinung die Ablagerung der Miliartuberkeln. Wenn wir daran festhalten, dass bei der Phthise ein Heerd und eventuell ein bestimmter Infectionsstoff existirt, dessen Ablagerung wir unter dem Einheitsbegriff Miliartuberkel bezeichnen, dann werden wir bestimmte Grundsätze bekommen für die Anschauung der ganzen Krankheit nach verschiedenen Formerscheinungen.

Wir werden indess, ehe wir gewisse typische Formen aufstellen, zuerst alle Fälle von Phthise im Allgemeinen unterscheiden in acute oder chronische Fälle und diesen dann die constitutionellen und die Heerderkrankungen unterordnen: — 1. Bei den acuten Fällen nun werden wir solche finden, wo noch kein Heerd nachzuweisen ist, wo wir aber mit Berücksichtigung der Constitution einen solchen vermuthen. Es sind das Fälle, wo meist junge Leute plötzlich anfangen zu fiebern und zu hüsteln. Der Arzt sucht zuerst in den Lungen nach und findet keine Veränderung; aber der Thorax ist erschlafft und verlängert, die äussere Athemmuskulatur hört auf, kräftig zu wirken, die Lungenspitzen scheinen herabgesunken. Es erschlafft auch die feinere Muskulatur, welche vom Kehlkopf nach den Bronchien abwärts geht, — die Stimme und der Herzschlag werden ebenfalls verändert, es tritt häufig Schlaflosigkeit ein, aber wir finden Nichts in den Lungen. Der erfahrene Kenner der Phthise weiss aber, dass solche Personen wahrscheinlich phthisisch werden und der Heerd liegt also vielleicht im Drüsensystem oder in einer Bronchialdrüse. Es kommt auch vor, dass solche Personen zuerst am Kehlkopf zu erkranken scheinen und erst später die Krankheit in den Lungen auftritt. Das wäre also eine erste ganz bestimmt aufgestellte Kategorie von typischen Fällen; diese Kranken hat man früher in der Häuslichkeit mit Leberthran und anderen Medikamenten behandelt. Jetzt aber senden wir solche Kranke, welche fiebern und zum Schweiss neigen, die einen verlängerten Thorax nnd Husten bekommen, in Sanatorien oder behandeln sie, wie sie in Sanatorten behandelt werden, denn sie bedürfen Monate lang der grössten Ruhe, passender Luft und Diät.

Die zweite Kategorie, deren verschiedenes Auftreten ich ebenfalls auf den Glauben an verschiedene Heerde und Möglichkeit secundärer Infection basiren möchte, umfasst ebenfalls acute Fälle und zwar besonders die sogenannten Spitzenerkrankungen der Lunge, welche sich etwa in zwei Hauptformen unterscheiden lassen. — In der einen Form oder Reihe von Fällen findet man nämlich bei der Percussion keine Veränderung in den Spitzen, jedoch die Auscultation ergiebt eigenthümliche Reibegeräusche, die wir als verschiedene trockne Geräusche bezeichnen. Der Kranke sinkt dabei aber auffällig zusammen, hustet und es stellen sich Consumptionserscheinungen ein. Diese Fälle gehören nach meiner Ansicht auch in die sanatorische Behandlung. Wenn solche Kranke nicht einige Zeit ihrem Beruf entzogen, sondern vernachlässigt werden, so tritt später ein Verdichtungsheerd auf und führt häufig zu gefährlichem Verlauf. — In der anderen Form von Spitzenerkrankungen tritt uns gleich Anfangs die Dämpfungserscheinung entgegen und auch die Auscultationserscheinungen belehren uns, dass wir einen Heerd in den Lungen vor uns haben. Hier fragt es sich, ist es ein entzündlicher oder ein tuberkulöser Heerd. Das muss der Verlauf zeigen. Wenn eine Pneumonie vorliegt, so kann sie käsig zerfallen und zu Cavernen führen ohne Tuberkulose zu erzeugen. Es kann Besserung und Heilung folgen. Entwickelt sich aber die tuberkulöse Infection, dann wird diese Stelle nicht einfach zerfallen und ausgestossen werden, sondern durch Aspiration der Zerfallselemente in tiefere Theile und durch Miliartuberkeln, welche sich durch Lymphgefässe verbreiten, wird der Prozess vorerst auf andere Theile der Lungen übergehen und wir bekommen es mit einem chronischen Verlauf zu thun. Das wäre also die zweite Kategorie von acuten Phthisen, welche ich zu einer Discussion der Balneotherapie aufstellen möchte. Diese Fälle sind, wo man keinen Dämpfungsheerd findet, ebenfalls für Behandlung in den Sanatorien passend. Wenn jedoch ein Dämpfungsheerd da ist, dann kommt es nicht mehr allein auf die Behandlung der Gesammt-Constitution an, sondern man muss nach der Aetiologie nähere Indicationen stellen. — Handelt es sich z. B. um Erkrankungen nach Wochenbett, um blutarme Frauen, um durch Beruf, Kummer u. dgl. herabgekommene, so wird die Behandlung im Sanatorium nicht so dringend nöthig sein und es passen nebenbei, je nach dem Fall, die bekannten alkalischen, alkalisch-salinischen und muriatischen Heilquellen und besonders der Aufenthalt im Gebirge, wo die Lungen gleichzeitig durch regelmässige Bewegung gestärkt werden. Tritt aber der Verdacht auf tuberkulöse Infection ein, so wird es sich wieder um eine längere sorgfältige Behandlung in Sanatorien, oder um den Aufenthalt im Süden handeln.

Die dritte Kategorie bilden also die chronisch ablaufenden Phthisen und Tuberkulosen, wo die Krankheit in verschiedener Weise anfängt, entweder mit Bronchialcatarrh, Blutspucken oder mit Spitzencatarrh, Peribronchitis, Pleuritis, Exsudaten u. s. w. Bei diesem Verlauf werden wir die reichsten Mittel der Balneotherapie: Heilquellen, den Einfluss der

Klimate, Sanatorien, Stationen im Süden u. s. w. von den verschiedensten Standpunkten nach einem bestimmten Plane besprechen können. Ich möchte daher vorschlagen, dass wir uns, wenn wir in die Discussion über die Balneotherapie der Phthise treten, zuerst einige solche bestimmte Normen oder allgemeine Formen festhalten. Ich will die von mir ausgesprochenen keineswegs als massgebend hinstellen, da ich hierzu nicht vorbereitet war. Es sind dies nur Ideen, bei der langjährigen Behandlung von Phthisikern entstanden. Ich bin überzeugt, dass meine Nachfolger in der Debatte, namentlich die Herren, welche bereits schriftstellerisch in dieser Sache aufgetreten sind, etwas Besseres vorschlagen werden. Das müssen wir aber festhalten — wir dürfen uns bei der Discussion über diese Therapie nicht in zu specielle und individuelle Ansichten verlieren, sonst werden wir doch zu keinem rechten Ende kommen.

Herr Sponholz geht aus von der in verschiedener Bodenelevation in differenter Weise vor sich gehenden Entgasung des Blutes. Je leichter diese von Statten geht, wie dies bei starker Elevation gegenüber der Ebene geschieht, um so leichter erfolgt auch der Athmungsprozess. Da nun aber der Kohlensäuregehalt des Blutes sich nur innerhalb gewisser, enger Grenzen ändern darf, wenn nicht der Lebensprozess gestört werden soll, weil die Kohlensäure doch ein nothwendiges Erregungsmittel für das Athmungscentrum ist, so müssen wir uns die Frage nahe legen: Aus welchem Grunde ein so geringer Unterschied in der Kohlensäure-Abgabe in der Ebene und in der Elevation einen so deutlich markanten Unterschied in der Einwirkung auf das Athmungscentrum macht? Wir können deshalb die Untersuchung nicht auf die Kohlensäure-Abgabe allein beschränken, sondern müssen noch Einwirkungen auf andere Organe, ausser der Lunge, annehmen, die in der grösseren Höhe stattfinden. Ob ausser der Kohlensäure-Exhalation durch die Lunge auch die durch die Haut in der Höhe grösser ist als in der Ebene, ist fraglich.

Herr Berg: In Bezug auf die Aeusserungen des Herrn Biefel bemerke ich, dass er sich mit sich im Widerspruch befindet, wenn er die Infectionstherorie acceptirt und dann sagt, dass zu Spitzen-Katarrhen später eine Infection hinzutritt. Wir finden ja gerade Spitzen-Katarrhe in den meisten Fällen bei Personen, bei denen schon eine Anlage durch Infection, also eine hereditäre Anlage vorhanden ist; bei andern finden wir sie höchst selten. Ich glaube daher, dass ein Spitzenkatarrh an und für sich schon eine Folge tuberkulöser Infection ist. Auf die Aeusserungen des letzten Herrn Collegen will ich nur erwähnen, dass in der That nach physiologischen Beobachtungen auf Hochgebirgen die Kohlensäureausscheidung durch die Haut stärker ist als in der Ebene.

Herr Brehmer: Meine Herren! Ich glaube, die Sachen liegen doch nicht so einfach, wie die Herren Vortragenden sie uns auseinandergesetzt haben. Wenn ich mich zunächst an den Vortrag des Herrn

v. Liebig halte, der von der Bergkrankheit ausging und die Bergkrankheit ausschliesslich als ein Product des sehr verminderten Luftdrucks erwähnte, so muss ich bemerken, dass auch das nicht ganz richtig ist. Es könnte allerdings scheinen, — und Hr. v. Liebig hat ja den Versuch gemacht, uns das zu beweisen — dass die Differenz, die zwischen dem Eintreten der sog. Bergkrankheit oder Cyanose beim Bergsteigen und bei Luftfahrten stattfindet, dadurch bedingt ist, dass beim Bergsteigen eine Muskelbewegung stattgefunden hat. Hr. v. Liebig hat jedoch eins übersehen: dass in den Höhen, wo überhaupt die Bergkrankkeit vorkommt, die Reisenden und die Einwohner ganz genau im Voraus wissen: an einem niedrig gelegenen Orte tritt die Bergkrankheit in einem hohen Maasse auf, während die Reisenden, wenn sie die Stelle passirt haben und viel höher im Gebirge aufsteigen, davon frei sind. Dies, meine Herren, möchte ich Ihnen blos zur Erwägung anheimgeben zum Beweise dafür, dass jedenfalls zur Erzeugung dieses complicirten Symptomencomplexes noch andere Einflüsse stattfinden, als blos der verminderte Luftdruck. Ich will ferner hervorheben, dass bereits eine sehr alte Beobachtung von Boussingault vorliegt, die dahin geht, dass er, wenn er auf Steingeröll ging, frei war von aller Beschwerde, dass aber, wenn er auf Schnee ging, ohne dass er tief einsank, Beschwerden des Athmens, kolossale Beschleunigung der Blutcirculation eintraten, dass er nach 10—20 Schritten sich setzen musste, um sich auszuruhen.

Das war das, was ich über die Bergkrankheiten sagen wollte, nur um zu zeigen, dass die Sache mit dem verminderten Luftdruck nicht so einfach zu erklären ist.

Hr. v. Liebig setzte dann auseinander, dass bei vermindertem Luftdruck die Einathmung nicht so tief sein kann, wie bei vermehrtem. Die Herren Brügelmann und Berg haben strikte das Gegentheil behauptet.

Meine Herren! Als ich die Tagesordnung las, habe ich in gewisser Hinsicht bedauert, dass das Thema der Phthise, der Lungenschwindsucht, der Tuberkulose hier zur Debatte kommt; denn ich habe mir vorher gedacht: wir werden eine ganze Abhandlung über pathologische Anatomie mit all ihren kolossalen Streitpunkten, wie sie jetzt namentlich en vogue sind, zu hören bekommen. Es ist uns das auch nicht erspart worden und ich möchte Sie bitten, meine Herren, das mehr oder minder fallen zu lassen. Die Infectionslehre mag ja grosse Lobredner finden; entschieden ist die Frage nicht. Cohnheim vertritt allerdings diese Lehre, Klebs auch; Sie kennen aber die misslungenen therapeutischen Versuche, die a conto dieser Infectionstheorie gemacht werden. Ich möchte Sie umgekehrt bitten, meine Herren, dass wir der Frage insofern näher treten, als wir, wenn wir uns das Thema stellen: auf welche Weise kann eventuell Schwindsucht — ich vermeide absichtlich den Ausdruck Tuberkulose — geheilt werden? — Dass wir dabei nicht so einseitig vorgehen, blos den verminderten Luftdruck und die dadurch bewirkte Veränderung in der Diffusion der Gase zu beachten, sondern dass wir namentlich den Stoffwechsel des Menschen im Ganzen berücksichtigen und die Untersuchungen dahin richten: wie ändert sich der Stoffwechsel der Phthisiker in verschiedenen Höhenkurorten, wie ändert sich der Stoffwechsel unter dem Gebrauch bestimmter Thermen? Dies wird einzig und allein uns zum Ziele führen. Bei einer so complicirten Maschine, wie sie mir der Mensch zu sein scheint, genügt es niemals, blos ein einziges Agens herauszusuchen und damit die Erklärung zu versuchen. (Bravo!) Da sind soviel complicirte Sachen, dass ich nicht sehe, dass wir auf andere Weise aus diesem Irrwege herauskommen. und deshalb möchte ich Sie bitten, meine Herren, dass wir im nächsten Jahre uns mit Material rüsten, jeder aus seinem Orte, und dann wird vielleicht nach Jahren langer Arbeit ein sicherer Massstab gefunden werden können für das, was wir leisten können und erreichen wollen, (Bravo!) Gleichzeitig möchte ich aber bemerken, dass, wenn die Phthisis eine Infectionskrankheit ist, die Phthisiker nicht in die Sanatorien gehören, denn wir müssen uns hüten, eine Unsumme von Phthisikern anzuhäufen an einem Orte, wo fort und fort die Erkrankungsursache verstärkt und vermehrt wird. Studiren Sie das Werk von Wernich, wo Sie in dem offenen Briefe an Klebs finden, dass namentlich die Infectionsfähigkeit dieser Monaden vermehrt und verstärkt wird. Denn wenn die Herren von der Infectionstheorie so überzeugt sind vom Eindringen des Virus, namentlich durch die Inspiration, warum denken sie nicht an Desinfectionsmittel zur Heilung, warum lassen sie nicht lieber einen Respirator von Baumwolle tragen? Baumwolle ist ja ein Universalfiltrirmittel für die Luft.

Ich wünsche, dass wir im nächsten Jahre den Anfang mit einer Discussion über den Stoffwechsel in obigem Sinne machen.

Herr Biefel: Ich wollte nur repliciren auf das, was Herr Berg gegen mich gesagt hat. Ich habe die Sache so dargestellt, dass, wo die Lungenspitzen verdächtig erkrankt sind, die allgemeinen Erscheinungen allein uns bereits auf tuberkulöse Heerde hinweisen können, die sich aber erst später als solche manifestiren. Wenn ich hier über die Infection gesprochen habe, meine Herren, so habe ich nur das Verhältniss zwischen Heerd und Miliartuberkel gemeint und durchaus nichts über die gegenseitige Ansteckung von Phthisikern gesagt und ich würde natürlich auch der heftigste Gegner sein, solche Kranke in die Sanatorien zu bringen, wenn man diese Art von Infection fürchten müsste. Im übrigen war es nur meine Absicht, darauf aufmerksam zu machen, wenn eine Discussion stattgefunden hätte, wie sie durch Herrn Berg veranlasst schien, dass wir zunächst die Phthysis in den Formen der acuten und der chronischen Phthisis discutiren. Ich wollte so einen practischen Boden für diese Discussion vorschlagen, der vielleicht auch noch im künftigen Jahre benutzt werden kann.

Herr Sponholz: Ich stimme Herrn Brehmer zu, dass wir hier

keine pathologisch-anatomischen Untersuchungen vornehmen sollen; es wird zur Erleichterung der medicinischen Arbeit wesentlich beitragen, wenn die physiologische Basis bei dem Respirationsprocess nicht ausser Augen gelassen wird. Wenn Boussingault behauptet, man athmet in der Höhe auf Felsengrund leichter als auf Gletscher und Schneemassen, so ist da nicht der Luftdruck die Ursache, sondern der veränderte Feuchtigkeitsgehalt der Luft. Bei der Physiologie des Respirationsprocesses haben wir es mit drei Factoren zu thun: Wärme, Feuchtigkeitsgehalt und Druck der Luft. Diese drei resultiren von der Einwirkung der Sonne und diejenigen Herren, welche die Brustkrankheiten studiren, müssen diese drei Factoren in Rechnung ziehen, nicht blos den Luftdruck.

Herr v. Liebig: Ich möchte einigen Bemerkungen des Herrn Brehmer — nicht entgegnen, sondern einfach zustimmen, indem ich sie weiter ausführe. Die Bergkrankheit wird in der That an bestimmten Oertlichkeiten stärker empfunden; aber dazu muss sie doch erst in der Anlage vorhanden sein. Was Boussingault's Beobachtung anbelangt, so hat derselbe überhaupt erst oberhalb der Höhe von 4800 Mtr. von der Bergkrankheit gelitten und nur bei sehr grossen Anstrengungen, wie er in der Beschreibung seiner Besteigung des Chimborasso in einem Briefe an Humboldt erzählt. Die Anstrengung ist ausserordentlich viel grösser, wenn man im weichen Schnee steigt, als auf Steinen. Boussingault hat das allerdings einer andern Ursache zugeschrieben; er hat gemeint, die Zusammensetzung der Luft wäre Schuld daran, weil der Schnee eine grössere Menge von Sauerstoff in sich aufnimmt, die er der Luft entzieht. Aber wenn man bedenkt, wie wenig wechselnd die Zusammensetzung der Luft ist, wie alle Bestimmungen auf Bergen und an anderen Orten denselben Gehalt ergeben haben, so kann man darauf gar kein Gewicht mehr legen. Man muss einfach die Thatsache annehmen: wenn er auf Schnee gegangen ist, hat er die Krankheit mehr gefühlt, wenn er auf festem Boden gegangen ist, weniger. Das ist aber nicht massgebend, um die Hauptgrundlage der Bergkrankheit in Zweifel zu ziehen. Was das tiefere Athmen betrifft, so ist doch durch v. Vivenot und durch unsern Collegen Schyrmunski, der hier unter Professor Jakobsons Leitung Versuche angestellt hat, gezeigt worden, dass man unter vermindertem Luftdrucke nicht so tief athmen kann, als unter dem gewöhnlichen. Andererseits haben auch die Messungen von Lortet mit dem Anapnograph deutlich ergeben, dass die Athmung immer kürzer wurde, je mehr man sich erhob, und wir müssen doch den einzigen wirklich physiologischen Beobachtungen, die wir haben, ein grosses Gewicht beilegen. Der Stoffwechsel muss, soweit ich das beobachten kann, in grösseren Höhen im Ganzen ebenso vor sich gehen, wie unten, denn leben müssen wir allemal und auf dieselbe Weise. Es können aber ohne Zweifel geringe Veränderungen in der Circulation, wenn sie recht lange anhalten, durch ihre Verbindung mit anatomischen Verhältnissen auf die Blutvertheilung in gewissen Organen einen grossen Einfluss ausüben und davon ausgehend habe ich die Ansicht aufgestellt, dass die Blutvertheilung unter dem verminderten Luftdrucke die Grundlage der Besserung ist, die wir bei Lungenleiden beobachten, weil die Stauung in den Lungen dadurch vermindert werden muss.

Herr Brehmer: Ich wollte nur noch kurz repliciren, dass einmal die Feuchtigkeit der Luft ja gewiss Einfluss haben kann; nur irrt sich College Sponholz, wenn er glaubt, dass die Luft auf Gletschern feucht sei. Sie ist dort sehr viel trockner, als irgendwo, nach hygrometrischen Messungen.

Herrn v. Liebig will ich noch antworten. Ich will ja nicht gar zu viel auf die Beobachtung von Boussingault geben, weil man sagt, im Schnee lasse sich schwerer steigen; aber, meine Herren, lesen Sie die Reisebeschreibungen von Tschudi. Der ist nicht zu Fuss gegangen, sondern ist unter Führung der Indianer über die Cordilleren und Anden auf einem Maulesel geritten und doch hat er die Beobachtung machen können, dass ihm die Indianer schon im Voraus avisirten: jetzt kommt ein Gebiet, wo die Bergkrankheit anfängt, und wenn er das Gebiet überschritten hatte und mehrere hundert Fuss höher war, hatte sie aufgehört. Das sind Thatsachen, die dafür sprechen, dass es etwas anderes ist, was die Bergkrankheit in ihrem Ausbruche beschleunigt, als der verminderte Luftdruck. Ich führe keinen Grund an, weil ich eben nicht weiss, was es ist. Dass der Stoffwechsel in der Elevation auch stattfindet, dass wir auf Elevationen auch leben müssen, ist richtig, aber es ist ein Unterschied, wie wir leben und das ist eben das Geheimniss, hinter das man oberflächlich schon jetzt gekommen ist, dass also beispielsweise der Stoffwechsel in höheren Elevationen, über dem Meere auffallend rascher, der Stoffverbrauch viel bedeutender ist, als in der Ebene, nur einigermassen vergleichbar mit dem Stoffverbrauch an der Meeresküste, worüber ja auch die höchst interessante Beobachtung vorliegt, dass Phthisiker oder Menschen mit trägem Stoffwechsel sich ziemlich gut in Höhen, wie am Meere befinden. Deshalb halte ich es nicht für überflüssig, dass wir doch darüber Untersuchungen machen, wie sich der Stoffwechsel in der Ebene und in verschiedenen Elevationen und auch am Meere ändert. Ich erinnere, was die Nordsee betrifft, an die klassischen Untersuchungen von Beneke über seinen Stoffwechsel in Oldenburg und an der Nordsee.

Herr Lövinson: Meine Herren! Ich wollte nur in Bezug auf die Bergkrankheit das, was mir darüber bekannt geworden ist, mittheilen. Ich habe mir von dem gegenwärtig in Berlin befindlichen Generalconsul Dr. Lührsen, der längere Jahre in Peru, in Lima, gelebt hat, die Symptome der Bergkrankheit erklären lassen, weil er sie an sich selber und an vielen andern Personen zu beobachten in der Lage war und eine briefliche Mittheilung aus Cerro de Pasco in Peru bestätigt, dass, nachdem eine Eisenbahn von Callao nach Oroya, das ca. 14000′ über dem Meeresspiegel liegt, gebaut ist, nunmehr die Erscheinungen der Bergkrankheit sich direct bei den Reisenden auf der Bahn geltend machen. Es steht nach diesen, nicht blos auf die Mittheilung von Tschudi sich gründenden Beobachtungen unzweifelhaft fest, dass andere Factoren massgebend sein müssen, als der verminderte Luftdruck. Die Bergkrankheit ist bei den Eingeborenen, bei den Indianern und ihren Mischlingen, Cholos genannt, auf das allerbestimmteste bekannt; sie wird von ihnen ebensogut empfunden, wie von den Fremden und wie von den Thieren. Den Maulthieren werden, um sie zu befähigen, die Krankheit zu überwinden, die Nasenlöcher aufgeschnitten, damit sie in Folge der Angst, die sie vorher schon empfinden, die spätere Angst leichter überwinden können. Die Indianer nennen auch diese Krankheit Silberkrankheit (Larochi) und nicht Bergkrankheit, weil sie genau die Beobachtung gemacht haben, dass nicht blos die Höhenlage dazu Veranlassung giebt. Was die Anfrage des Herrn Vorredners bez. des Rausches anbelangt, so steht fest, dass die Arbeit in Cerro de Pasco, einem sehr grossen Silberbergwerke, das von einem Deutschen, Scheunemann aus Frankfurt a. M., betrieben wird, nur ermöglicht ist durch den fast continuirlichen Gebrauch von Coca. Die Eingewanderten übrigens trinken dort ebenso gut Champagner wie wir. Die Eingeborenen können aber nur existiren durch den gewohnheitsmässigen Gebrauch von Coca. Ihr ganzes Leben ist getheilt zwischen Cocarausch, Arbeit und nachher Collaps.

Herr v. Liebig: Ich habe auf die Bemerkungen der geehrten Vorredner nur sehr wenig zu sagen. Zunächst muss ich Herrn Brehmer um Entschuldigung bitten. Ich habe auf seine Ausführungen über den Stoffwechsel entgegnet, ohne den ersten Theil seines Vortrages gehört zu haben; dagegen möchte ich doch als Ergänzung hinzufügen, dass die Aenderung im Maasse des Stoffwechsels, die durch den Einfluss der kühleren Temperatur und der zu gewissen Zeiten grösseren Trockenheit der Luft an einigen Höhenkurorten zu bemerken ist, nicht lange anhält, höchstens eine Reihe von Wochen. Nachher ist man daran gewöhnt und verhält sich wie ein Höhenbewohner. Die übrigen Entgegnungen erfordern keine Antwort, denn wenn ich auch nicht alles erwähnt habe, was man lesen kann, so wäre dies doch auch nicht nothwendig. Dagegen möchte ich auf die Ausführungen des Herrn Lövinson etwas bemerken. Die eingeborenen Indianer, von denen er gesprochen hat, sind nicht auf den Höhen geboren, sondern unten an der Meeresfläche, in Peru, es sind dies also keine Beispiele, die man in irgend einer Weise anführen kann, um die These, die ich aufgestellt habe, zu modificiren. Die Eingeborenen, die dort oben geboren sind, die Quichuas, sind ganz ausserordentlich kräftige Menschen und laufen in der dünnen Luft mit einer Geschwindigkeit, dass die Reisenden ihr Erstaunen darüber ausdrücken. Also muss man das Wort „Eingeborene“ in dieser Weise richtig verstehen.

Der Umstand, dass die in jene hochliegenden Gegenden eingewanderten Bewohner des Tieflandes durch alkoholische Getränke weniger leicht berauscht werden, ist eine Sache, die meinen Gegenstand nicht berührt, und deren Erklärung bis jetzt nicht versucht wurde. Ich möchte gegenüber solchen Einwürfen, die wesentlich andere Einflüsse für die Entstehung der Bergkrankheit geltend machen wollen, als den Luftdruck, doch bitten, wenigstens die Hauptsache im Auge zu behalten, dass bei der Bergkrankheit immer eine Ueberfüllung des venösen Systems vorhanden ist, worauf es hier ankommt. Die Symptome der Anämie oder des Sauerstoffmangels sind nur anfangs schlimm, sie nehmen aber bald wieder ab, während die übrigen Zustände länger anhalten. Denn das Athmen ist auch nach längerer Zeit noch nicht so angepasst, dass man körperlich angestrengt arbeiten oder sich kräftiger bewegen könnte; das ist aber die Hauptursache der Blutanhäufung im venösen Systeme, welche für uns zur Erklärung der Besserung von Lungenleiden das Wesentliche bleibt.

Herr Rohden: Ich möchte mich dem Antrage des Collegen Brehmer anschliessen, dass wir die Discussion über die Phthise eventuell im nächsten Jahre fortsetzen. Wir werden dann gewiss vorbereiteter erscheinen, als heute, wo die grosse Mannigfaltigkeit des Gehörten es kaum ermöglicht, eine geordnete Uebersicht der Gedanken in dem kurzen zur Verfügung stehenden Zeitraum, zu erhalten. Falls es nun beliebt wird, im nächsten Jahre die Discussion weiter zu führen, möchte ich vorschlagen, dass physiologische Themata, wie z. B. die Bergkrankheit eines ist, nicht auf die Tagesordnung gesetzt werden möchten. Diese Affection — ich bin geneigt, sie mehr ein physiologisches als ein pathologisches Phänomen zu nennen — hat mit der Therapie der phthisischen Affectionen in der That sehr wenig zu thun; wenigstens ist das meine Auffassung, die ich gern rectificire, wenn das Gegentheil bewiesen wird. Meine Herren! Die Höhenkurorte, welche wir aus klimatischen Rücksichten den Phthisikern empfehlen, liegen mit Ausnahme von St. Moritz, alle in einer Höhe von unter 5000′, also in Höhen, welche die Bergkrankheit noch nicht einmal andeutungsweise kennen. Ich kann natürlich in Bezug auf das, was uns hier in Europa beschäftigt, die theilweise weit höher über dem Meere gelegenen Sanatorien in Amerika, in Peru, im Himalaya u. s. w., ausser Acht lassen, um so eher, als in den Breitegraden, unter welchen diese Curorte liegen, schon eine Gewähr dafür gegeben ist, dass die Verhältnisse nicht allzu abweichend von denen sind, wie sie hier in Europa bis zur Höhe von 5—6000′ gefunden werden.

Ich gehe jetzt auf einige Einzelheiten der Auseinandersetzungen des Herrn v. Liebig ein, welche mir doch mehr als zweifelhaft erscheinen und welche, wenn sie widerspruchslos von uns acceptirt würden, doch eine gewisse Verwirrung in die für die Therapie nothwendigen Anschauungen bringen könnten. Herr v. Liebig hat ausdrücklich gesagt, dass eine Gewöhnung stattfinde. Aus der Discussion glaube ich ferner entnommen zu haben, dass er eine Gewöhnung selbst in sehr hohen Regionen mit der Dauer von einer Woche abgeschlossen annimmt. Trotzdem sagte Herr v. Liebig bald darauf, dass mit der Zeit im Hochgebirge insofern eine Aenderung der Körperverfassung eintrete, als die Sauerstoffaufnahme vermindert würde. (Herr v. Liebig: Das habe ich nicht gesagt!) Meine Herren! Das ist, wie mir scheint, eine contradictio in adjecto. Habe ich erst einmal die Athmung und die Chemismen des Blutes auf eine bestimmte äussere atmosphärische Einwirkung eingestellt, so muss auch die Sauerstoffaufnahme genau dieselbe sein wie vorher. Dann hat Herr v. Liebig gemeint, es finde unter den Verhältnissen des Hochgebirges ein Zurückhalten der Kohlensäure im Blute statt. Meine Herren! Es ist etwas schwer, sich diese Vorgänge zu denken und besonders ist nach Erfahrungen der Therapie die Richtigkeit dieser Auffassung des Herrn v. Liebig zweifelhaft. Hochgebirgsklima soll günstig bei Phthise einwirken und wirkt auch notorisch günstig auf gewisse Fälle von Phthisis ein, einer Krankheit, welche doch fast regelmässig mit Herzschwäche und mit ungenügendem Athmen einhergeht, vielleicht sogar nach nicht ganz des Haltes entbehrenden Auffassungen davon bedingt wird. Auffallender Weise beschränkte Herr v. Liebig nachher seine Behauptung von der Minderung der Kohlensäureathmung auf Grund eigener Beobachtungen. Dann hörten wir: da die Lunge unter dem Einflusse des verminderten Luftdruckes erheblich weniger ausgedehnt werde, könne auch nicht soviel Blut in dieselbe gelangen, als normal der Fall sei. Meine Herren! Das ist eine Behauptung, die ich gerne bewiesen sehen möchte. Wenn der Vortragende gesagt hätte, dass die Lungen, wie die übrige Oberfläche des Körpers venösen Blutes voller würden, als sonst der Fall ist, so hätte er meines Erachtens vielleicht das Richtige getroffen oder doch wenigstens einen scheinbaren Widerspruch vermieden. Uebrigens stimmt seine Angabe auch nicht mit den von ihm selbst citirten Messungsresultaten Benecke's: Verengerung der Aorta und Erweiterung der Pulmonalis.

Ich möchte nun noch gerne ein paar Worte über die Eintheilung sagen, welche College Biefel als Grundlage für unsere nächstjährige Discussion über die Therapie vorgeschlagen hat. Ich muss gestehen, dass ich aus dem von ihm Gesagten nicht recht klug geworden bin. Er fing an mit einer Differenzirung der akuten und chronischen Fälle und machte dann eine Anzahl Unterabtheilungen nach anatomischen Varietäten, welche für die Diagnose bis jetzt recht schwer zu verwenden sind. Ich fürchte, wir kommen damit nicht weiter. Ich habe vor einer Anzahl von Jahren den Versuch gemacht, die nothwendigen Unterschiede in möglichst practisch verwendbarer Form zu geben, indem ich vorschlug — damals allerdings unter anderer Bezeichnung — man möchte von progressiver und stationärer Phthise reden. Ich möchte vorschlagen, daran festzuhalten, weil diese Eintheilung mit einem Schlage auch die wesentlichste Frage der Therapie, ob Sanatorium, ob offener Kurort, zu erledigen geeignet ist. Mein persönlicher Standpunkt ist folgender: Solange die Krankheit im Fortschreiten begriffen ist, bedarf sie einer intensiven Beobachtung und einer genaueren Pflege, als sie im ganzen ein offener Kurort zu gewähren im Stande ist. Andererseits: Offene Curorte dürften sich hauptsächlich bei denjenigen Krankheitsformen von Phthisis empfehlen, deren auf ein Fortschreiten des Prozesses deutende Symptome in den Hintergrund getreten sind und uns so nahe legen, durch Ausnutzung der in dem Verlaufe der Krankheit eingetretenen Pause einer Wiederkehr der Lokalerkrankungen möglichst vorzubeugen. — Ich möchte das zur gefälligen Erwägung anheimgeben und eventuell bitten, danach im nächsten Jahre die Discussion zu leiten.

Herr v. Liebig: Unser verehrter Herr College Rohden giebt mir Gelegenheit, abermals das Wort an Sie zu richten. Ich möchte damit beginnen, dass ich den Standpunkt des Arztes dagegen verwahre, dass man keine Physiologie treiben soll, wenn man sie doch brauchen kann. Ich meine, wir sollen alle Mittel anwenden, die wir kennen, um uns Klarheit über die Ursachen der Zustände zu verschaffen, die wir zu behandeln haben und wenn uns die Physiologie dazu hilft, warum sollen wir dann nicht einzelne Theile derselben besprechen? Sodann finde ich, dass zwischen der Ansicht des Herrn Rohden und der meinigen ein Zwiespalt eigentlich nicht besteht. Ich glaube, dass Herr Rohden mich sehr häufig nicht richtig verstanden hat. Ich will deshalb mit ein paar Worten meine wirkliche Meinung wiederholen: 1) habe ich nicht gesagt, dass die Gewöhnung 14 Tage dauert, sondern die Thatsache erwähnt, die von Schriftstellern angegeben wird, dass die schlimmsten Symptome, nämlich die des Sauerstoffmangels, nach 14 Tagen vorübergehen. Dass diese auf einem wirklichen Sauerstoffmangel im Blute beruhen, hat Bert nachgewiesen, sie sind also ausser Frage. Dass die schlimmen Zustände nur so kurz bestehen bleiben, beweist, dass sie auf Verhältnissen beruhen, die sich in 14 Tagen geändert haben. Wir müssen also dieser Thatsache Rechnung tragen. Ferner habe ich nicht gesagt, dass die Sauerstoffaufnahme mit der Zeit vermindert werde, sondern ich habe gesagt, dass, nachdem die erste Zeit vorüber ist, die Sauerstoffaufnahme eine normale wird. Endlich habe ich auch keine Behauptung über die Kohlensäure aufgestellt, sondern ich habe wiederholt, was Lortet mitgetheilt hat, die Angaben der übrigen Beobachter damit verglichen und gesagt, dass die Symptome einer Zurückhaltung von Kohlensäure im Blute nicht sehr hervortretend seien. Es würde aber eine Zurückhaltung von Kohlensäure sich erklären lassen, weil bei sehr raschem Athmen Kohlensäure zurückgehalten wird. Endlich nimmt Herr Rohden Anstoss daran, dass ich behauptet habe, es komme weniger Blut in die Lungen, wenn man weniger tief athmet.

Dafür spricht einerseits der Augenschein einer Ansammlung von Blut im Venensystem, andererseits ist durch die Arbeit von Quincke und Pfeiffer in Du Bois-Reymonds Archiv bewiesen, dass die Lungen in geringerer Ausdehnung weniger Blut fassen, wenn sie mit Hülfe von negativem Druck ausgedehnt werden. Es besteht also hierüber kein Zweifel mehr.

Hiermit wird wohl den hauptsächlichsten Einwürfen begegnet sein, ich bin aber gerne bereit, meinen vielleicht etwas unklaren Vortrag weiter zu erläutern, wenn es Jemand wünscht.

Herr Rohden: Meine Herren! Ich bin weit entfernt, das Heranziehen der Physiologie zu unsern Verhandlungen in irgend einer Weise tadeln zu wollen, ich meine nur, unsere heutige Discussion entfernt sich im Ganzen von dem eigentlichen Zwecke der Vorträge, einem Meinungsaustausche über Phthiseotherapie zu dienen. Die Herren verweilen zu lange bei der Bergkrankheit, welche ja an sich der Besprechung werth ist, uns aber so weit ab führt, dass ich vorschlug, dieselbe von dem Kreise des im nächsten Jahre zu Debattirenden auszuschliessen. Die physiologischen Thatsachen, welche uns College v. Liebig gab, sind gewiss ausserordentlich werthvoll, aber ich streite ihnen die Bedeutung ab, welche Herr v. Liebig geneigt ist, ihnen beizulegen. In diesem Sinne erinnere ich an das berühmte Wort von Lotze, der ja ein tüchtiger Naturforscher war und ein tüchtiger Philosoph noch ist: die grossen positiven Entdeckungen der exacten Physiologie hätten seiner Beobachtung nach eine durchschnittliche Lebensdauer von vier Jahren. Herr v. Liebig wird mir verzeihen, wenn ich die Versuche, welche er zuletzt besprach, über den Blutgehalt der Lunge, auch nur mit bescheidenem Zweifel aufnehme, solange nicht diese vier Jahre vorüber sind.

Vorsitzender: Es scheint, dass wir mit unserer Discussion über diesen wichtigen Gegenstand vorläufig zu Ende sind und es bleibt deshalb nur noch der Antrag des Collegen Brehmer zur Abstimmung zu bringen, der dahin ging, im nächsten Jahre dasselbe Thema wieder auf die Tagesordnung zu setzen.

Der Antrag wird angenommen.

Es erhält nunmehr das Wort zu seinem Vortrage

Herr **Beissel** (Aachen):

Ueber den gesetzlichen Schutz der Heilquellen.

Ohne Zweifel ist der Staat befugt überall da einzugreifen, wo die Wohlfahrt der Bürger befördert oder gefährdet werden kann. Die Ueberwachung der Bereitung und Anwendung der Heilmittel, die Concessionirung der Apotheken sind stets als ein Ausfluss dieses höchsten Rechts betrachtet worden und nie ist es bei uns vom Standpunkte der Sitte aus unpassend gefunden worden, wenn durch die Gesetzgebung zum Zwecke der allgemeinen Wohlfahrt die Erwerbsfreiheit des Einzelnen auf diesem Gebiete beschränkt wurde. Es ist also etwas ganz natürliches, wenn wir schon seit lange Schutz für diejenigen Heilmittel vom Staate fordern, welche von der Natur selbst geboten werden und darauf bestehen, dass auch für die Mineralquellen, insofern dieselben zu den Heilmitteln gerechnet werden, in gesetzlicher Weise dieser Schutz geregelt werde.

Ein solch allgemeines Princip ist aber schwerer in die Praxis einzuführen, als es im ersten Augenblicke scheinen mag, denn der Schutz des Einen enthält fast immer eine Belastung des Anderen.

Es bedarf einer gerechten Abwägung der mit einander collidirenden Ansprüche, und da die Verhältnisse der Orte, an welchen Heilquellen vorbrechen, nicht nur in den verschiedenen Ländern, sondern auch in ein und demselben Lande oft sehr verschieden sind, so ist es klar, dass auch die Wege, welche die ordnende Gesetzgebung zur Regelung des Schutzes eingeschlagen hat, nicht überall dieselben sind. Das Princip ist zwar überall dasselbe, aber nicht die Form.

Betrachten wir aber all diese verschiedenen Bestimmungen näher, so findet sich, dass immer ein Theil derselben darauf gerichtet ist, die Heilquellen zu erhalten, der andere dagegen die passende Verwendung derselben anzustreben. Und diese Trennung wird auch hier zur Eintheilung des Stoffes benutzt werden dürfen, weil sie sich mit Nothwendigkeit aus seiner Verschiedenheit und Aehnlichkeit ergiebt.

Es ist ersichtlich, dass Quellen am leichtesten durch Arbeiten im Boden gefährdet werden können und zwar nicht nur an der Stelle ihres Vorbrechens, sondern auch an den oft sehr entfernt gelegenen ihrer Herkunft. Abtäufungen von Schachten, Anlage von Stollen haben ebenso wie Verlegung von Wasserläufen und Verdichtung von Bachbetten auf ferngelegene Quellen eingewirkt und nicht selten Veranlassung zu einer gänzlichen Aenderung im Laufe der unterirdischen Wassercirculation gegeben.

Solche Arbeiten aber können einmal von denjenigen gemacht werden, welche in Folge einer Concession das Recht zum Bergbetrieb in dem Districte haben, in welchem die Wasserzuflüsse der Quellen liegen, sodann aber auch von denjenigen, welche in Folge ihres Grundeigenthums befugt sind, ihr Eigenthum in beliebiger Weise zu benutzen, also auch Arbeiten unter der Oberfläche ihres Areals vorzunehmen und die erschrotenen Wasser zu heben.

Gegen Beeinträchtigung durch den Bergbau kann der Staat nun einmal dadurch schützen, dass er Concessionen in der Nähe wichtiger Mineralquellen überhaupt nicht ertheilt. Sodann kann aber das Bergwerkgesetz auch so abgefasst werden, dass es ausreichende Bestimmungen zum Schutze der Quellen, namentlich also auch der Heilquellen enthält.

In Preussen bestimmt der § 148 des Allgem. Bergw.-Ges. vom 24. Juni 1865: „Der Bergwerkbesitzer ist verpflichtet, für allen Schaden, welcher dem Grundeigenthume oder dessen Zubehörungen durch den unterirdisch oder mittelst des Tagebaues geführten Betrieb des Bergwerks zugefügt wird, vollständige Entschädigung zu leisten, ohne Unterschied, ob der Betrieb unter dem beschädigten Grundstücke stattgefunden hat oder nicht, ob die Beschädigung von dem Bergwerkbesitzer verschuldet ist und ob sie vorausgesehen werden konnte oder nicht".

Bei wirklich eingetretenem Schaden kann also der Eigenthümer der beschädigten Heilquelle unzweifelhaft nach den Grundsätzen des Civilrechtes Entschädigung verlangen. Und hierbei kann er auch in erster Linie Wiederherstellung des früheren Zustandes fordern, aber nach der gerichtlichen Praxis nur insofern dies möglich, resp. mit der Fortsetzung des Betriebes vereinbar ist und die Kosten der Wiederherstellung nicht den Betrag des Schadens übersteigen. Die Einstellung der beschädigenden Handlungen oder die Herrichtung von Anlagen zur Verhinderung ferneren Schadens ist aber der Beschädigte, sofern nur jene Handlungen überhaupt erlaubt waren, direct bei den Gerichten zu beantragen nicht befugt.

Ungeachtet dessen bietet aber der IX. Titel des Bergw.-Gesetzes, der von der Bergpolizei handelt, den nöthigen Schutz durch den Art. 196, worin festgesetzt wird, dass der Bergbau im Allgemeinen unter der polizeilichen Aufsicht der Bergbehörden steht und dass sich diese Aufsicht auch auf den Schutz gegen gemeinschädliche Einwirkungen des Bergbaues bezieht. Denn es kann nicht bezweifelt werden, dass eine gemeinschädliche Einwirkung des Bergbaues dann vorhanden ist, wenn durch denselben solche Gegenstände beschädigt werden, die vom Gesichtspunkte des öffentlichen Interesses einen nicht in Geld abzuschätzenden Werth haben, wozu die Heilquellen doch in erster Reihe gerechnet werden müssen.

Da nun nach den §§ 65 ff. des qu. Gesetzes die ständige Beaufsichtigung des Bergbaues eben darauf gerichtet werden muss, dass kein Betrieb ohne vorher genehmigten Betriebsplan stattfinde, dass der eingereichte Plan den Anforderungen des § 196 entspreche und der Betrieb wieder dem genehmigten

Plane, dieser auch immer von qualificirten Personen geleitet werde, so dürfte allerdings der Schutz der durch die Genehmigung und Veränderung der Betriebspläne seitens der Bergbehörde gewährt werden kann, als ein ausreichender betrachtet werden können.

Gegen Beeinträchtigungen durch Arbeiten, welche Grundeigenthümer in Folge ihres Eigenthumrechtes vornehmen, sind aber die Heilquellen bis jetzt ebensowenig geschützt, wie jede andere Quelle. Es steht vielmehr juristisch fest, dass der Eigenthümer eines Grundstückes ohne Erlass eines besonderen sein Eigenthum beschränkenden Gesetzes nach Belieben Brunnen graben, Stollen anlegen, Wasser heben und abfliessen lassen darf, ohne im Mindesten für das Versiegen der Wasseradern verantwortlich zu sein.

Werden durch solche Arbeiten Quellen oder Brunnen trocken gelegt, oder ihr Wasser der Qualität nach geändert, so kann er weder zum Schadenersatz noch zur Herstellung herangezogen werden. Qui jure suo utitur neminem laedet.

Welche Gefahr daraus für gewisse Heilquellen entsteht, lässt sich am besten an einem Beispiele zeigen, und es dürfte nicht ohne Interesse sein, wenn hier die Verhältnisse der Aachener und Burtscheider Thermalquellen gewählt werden.

Die Thermalquellen brechen bei den genannten Orten aus dem alten Gebirge vor, einer mächtigen Schichtenfolge aus sehr verschiedenen Ablagerungen der silurischen, devonischen und Kohlenformation. Es treten darin Gesteine auf, welche äusserst geschlossen sind und durch welche fast keine Wasser circuliren, wie z. B. Grauwacken, Thonschiefer und Schieferthone. Dagegen finden sich wieder andere, welche für Wasser durchlässig sind, wie die Sandsteine, Conglomerate und Kalksteine. Von allen aber ist als das kräftigste und der Wassercirculation günstigste Gestein der devonische Kalk bekannt, der theilweise aus mächtigen Lagen eines höhlenreichen, vielfach zerklüfteten Kalksteins, theils aus Nierenkalken besteht, die oft so gedrängt sind, dass die einzelnen Knollen nurmehr durch dünne Schieferflächen von einander getrennt sind.

Diese gesammte mächtige Schichtenfolge ist nun nach ihrer mehr oder minder horizontalen Ablagerung wie durch einen enormen seitlichen Druck aus ihrer ursprünglichen Lage aufgerichtet und zu zahlreichen Mulden und Sätteln zusammengedrückt, zickzackartig gefalten, fächerförmig verschoben, überkippt, ja zuweilen sogar, wo die Plasticität der Schichten nicht ausreichte, über einander hingeschoben worden. Ausserdem wurden diese zu Mulden und Sätteln zusammengepressten Schichten aber noch in einer zweiten Richtung dislocirt, welche die Axe der ersten Aufrichtung mehr oder minder senkrecht schneidet. Dadurch ist ein System von Sprüngen und Spalten entstanden, welches die im Allgemeinen von SW. nach SO. gerichteten Sattel und Mulden mehr oder minder in der Richtung von S. nach N. schneidet und dies Gebirge in mächtige Stücke getrennt hat, die mit einander ausser allem Zusammenhang getreten sind. Gleichsam als ob jedes Stück für sich von lokalen Bewegungen und Störungen betroffen worden wäre, sind die einzelnen Gebirgsstücke nicht nur vertikal, sondern auch horizontal in den verschiedensten Graden gegeneinander geneigt und verschoben.

Einige dieser Verwerfungsspalten haben nur eine geringe Breite und bewirken dann auch nur eine unbedeutende Verschiebung der Schichten. Andere aber lassen sich meilenweit verfolgen, reichen bis zu sehr grosser Tiefe und sind dann nicht nur mit lattenartigen Verwitterungsproducten, sondern überdies mit dem Gesteinschutt der angrenzenden Gebirgsschichten angefüllt. Zuweilen verschieben solche Störungen die Schichten um mehrere hundert Meter, zeigen die Wirkung der Zertrümmerung an der Rutschseite bis auf weite Strecken und haben meist ihr eigenes Wassersystem, indem sie entweder trennend oder zuführend auf die wasserführenden Schichten zu beiden Seiten der Kluft einwirken. Selbst kleine Spalten wirken meist trennend auf die in den Schichten des Gebirges angesammelten Wasser, und nicht selten steht der Wasserspiegel an einer Seite der Kluft bedeutend höher, wie an der anderen. Grössere Klüfte enthalten oft ganz enorme, von dem Wasserstand der nebenliegenden Gebirgsschichten unabhängige Zuflüsse und im Bergbau ist die Gefahr genau bekannt, welche das Anschlagen dieser Kluftausfüllungen für den Grubenbau mit sich bringt.

Solcher Art sind die Lagerungsverhältnisse der Gebirgsbildung in welchen die Thermalwasser von Aachen und Burtscheid circuliren. Durch sie sind die ältesten Schichten aus Quarzitschiefer und Quarziten bis zu der Höhe von nahezu 2000 Fuss emporgehoben und bilden den von SW. nach NO. streichenden einem abgeplatteten Damme vergleichbaren Hochrücken der Venus, an dessen Fuss dann in einem schmalen, 600 M. breiten Bande die klüftigen devonischen Kalke von Verviers bis nahezu Düren zu Tage gehen und stellenweise eine Höhenlage von 800 Fuss und mehr erreichen. Diese Kalksteine werden dann von jüngeren Schichten überdeckt und treten nach vielfacher Sattel- und Muldenbildung erst wieder in dem Sattel zu Tage, der die Ausläufer der Eschweiler Kohlenmulde von der grossen Steinkohlenmulde des Wurmreviers trennt. Hier brechen aus zwei nahezu parallelen Zügen, welche kaum 275 Ruthen von einander entfernt sind, auf einer kurzen Länge die Thermalquellen in den Städten Aachen und Burtscheid vor. Auf der Karte, welche ich mir erlaubte in einigen Exemplaren vorzulegen, sind die Verhältnisse genau eingetragen. Ein idealer Durchschnitt ist bestimmt, die Ansicht über die Bildung des Sattels, der mehrere Sattelmulden enthält, näher zu verdeutlichen.

Sie werden daraus ersehen, dass sowohl in Burtscheid wie in Aachen die Quellen auf den Kalksteinen beschränkt bleiben. Ich füge zu, dass die Grenze der Thermalwasser im Kalke in südwestlicher Richtung wegen der Ueberlagerung des alten Gebirges durch die Kreide nicht nachgewiesen ist, dass aber in nordöstlicher Richtung nie eine Spur von Thermalwasser über die Linie hinaus gefunden worden ist, welche in der Karte in gebrochener Weise eingetragen und als muthmassliche Gebirgsstörung bezeichnet worden ist. Die chemischen und physikalischen Eigenthümlichkeiten der in Rede stehenden

Thermen sind so bekannt, dass ich darauf verzichte, sie näher anzuführen. Nur eine Thatsache möchte ich erwähnen, weil sie für die Frage, wie die Quellen geschützt werden sollen, von besonderem Interesse ist. — Die vielen Quellen auf dem Burtscheider und Aachener Kalkzuge sind nämlich auf jedem der beiden Kalkzüge ganz von einander abhängig. Man kann auf dem Burtscheider Kalkzuge ebensowenig den Wasserspiegel einer Quelle tiefer legen, ohne den der Burtscheider Thermen im Allgemeinen zu senken, wie auf dem Aachener Kalkzuge. Wie ich glaube, ist Ihnen die Sache schon im vorigen Jahre angedeutet worden, aber ich glaube nicht, dass es überflüssig ist, noch einmal darauf zurück zu kommen.

Im Jahre 1873 wurde bei Frankenberg in der Nähe des Pockenbrünnchens einer der geschwefelten Quellen der unteren Burtscheider Thermallinie, ein Schacht von 3½ Fuss Tiefe im Kalkstein abgetäuft und durch ein Pumpwerk eine Zeit lang trocken gehalten. Bei einer Teufe von 23 Fuss und einer Wasserentziehung von 960 CFuss per Stunde versiegten die nächstliegenden Quellen und bei einer Teufe von 30½ Fuss und einer Hebung von 1380 CFuss per Stunde sanken auch ersichtlich die Wasserspiegel der oberen Burtscheider Quellen. Die Wasserspiegel der Thermen einer und derselben Thermallinie verhalten sich also ganz wie die communicirenden Röhren.

Die Tabelle, welche ich Sie etwas genauer anzusehen bitte, wird Ihnen aber verdeutlichen, dass nicht nur die Wasserspiegel fallen, sondern auch die Temperaturen und der Gehalt der Quellen an gelösten Stoffen. Und daraus folgt, dass die Wege, welche die Thermalwasser nehmen, nicht von geschlossenem Gestein begrenzt sind. Durch süsse und brackige Wasser der verschiedensten Temperaturen und des verschiedensten Gehaltes suchen sie vielmehr ihren Weg und nur in dem Unterschiede der Steigkraft, der Temperatur und des specifischen Gewichtes liegt der Grund, dass die Thermalwasser bei ruhigem Vorbrechen die durchflossenen Wasser bis zu einem gewissen Grade ausschliessen. Beim Sinken des Wasserspiegels wird aber das Gleichgewicht aufgehoben und es treten nun die umlagernden Wasser hinzu und bewirken, wenn sie nämlich nicht selbst abgekühlte Thermalwasser sind, eine Abnahme des Salzgehaltes. Bei dem bereits erwähnten Auspumpen des Schachtes bei Frankenberg sank die Temperatur der Wiesenquelle von 29,6 C. auf 12,8 C. und der Kochsalzgehalt von 20—21 auf 5—6 in 1000 Theilen Wasser. Die Temperatur der Gartenquelle nahm von 33,2 C. bis 24,4 C. und der Kochsalzgehalt von 26,4—18,2 ab. Bei dem Pockenbrünnchen fiel die Temperatur von 37,6 auf 21,8° C. und der Kochsalzgehalt von 26,5 bis auf 12,6.

Bei der Auspumpung des Kochbrunnens in Burtscheid, bei der Trockenlegung der Brunnenkammer im Kaiserbade in Aachen, ja selbst beim Oeffnen des Grundzapfens sind ganz ähnliche Thatsachen festgestellt worden. Und so kann man es denn als sicher betrachten, dass durch verhältnissmässig geringe Abteufungen und Wasserhebungen nicht nur das Niveau, sondern auch die Qualität der Quellen von allen denjenigen geändert werden kann, deren Grundeigenthum auf den Theilen der Kalkzüge liegt, aus welchen die Thermen vorbrechen. —

Wenn man bedenkt, dass die Einrichtung der Trink- und Badeanstalten auf einen in bestimmter Höhe liegenden Ueberschlag der Wasser berechnet ist, und dass in der Regel durch Heben der von tieferer Sohle die Qualität der Wasser geändert wird, kann man nicht in Zweifel über die Grösse der Gefahr bleiben, welche durch diese bis jetzt vollständig berechtigte Handlungen der Grundeigenthümer herbeigeführt werden kann. Es ist also nicht zu verwundern, dass immer und immer wieder auf Gewährung eines gesetzlichen Schutzes gegen solche Eingriffe angetragen worden ist.

In Frankreich, Spanien und andern Ländern hat man zu diesem Ende um den Kurort einen Bezirk abgegrenzt und in demselben jede Eingrabung in den Boden von der vorhergehenden Erlaubniss der zuständigen Behörden abhängig gemacht. Für eine grosse Stadt, wie Aachen-Burtscheid, die über 90,000 Einwohner zählt und nicht blos dem Kurleben, sondern namentlich der Industrie ihren Wohlstand verdankt, dürfte es als eine grosse Belästigung betrachtet werden, wenn man alle derartigen, für die Industrie oft plötzlich nothwendig werdenden Arbeiten von der vorherigen Genehmigung einer Behörde abhängig machte, die wegen ihrer Verantwortlichkeit scrupulös und wegen ihrer Ueberbürdung langsam zu entscheiden gezwungen wäre. Denn in einer so grossen Stadt wie Aachen-Burtscheid wird eine solche Behörde selbst dann mit einer grossen Anzahl Anträge heimgesucht werden, wenn der Bezirk äusserst klein und auf das Weichbild der beiden Städte beschränkt würde. Ganz abgesehen davon aber wird in allen Fällen der Bezirk äusserst schwer festgestellt werden können, da meist über die Herkunft der Wasser alle Daten fehlen. In Aachen wird dies ganz gewiss der Fall sein.

Die Wasser können den Thermen durch die Kalksteine zugeleitet werden, aus welchen sie vorbrechen. Dann würde es sehr wahrscheinlich sein, dass sie in den am Venus zu Tage gehenden Kalkzuge eindringen, und man müsste den Bezirk bis dahin ausdehnen und über die sämmtlichen Partien desselben strecken, die hoch genug liegen, den nöthigen Druck zum Vorbrechen bei Aachen zu liefern. Sie können aber auch durch eine Verwerfungsspalte den Kalken zugeführt werden und sich in diesen verbreiten, bis ihrer Circulation ein Hinderniss entgegentritt. Dann müsste man wieder den Bezirk über die Spalte strecken. Kurz, man wird selbst bei Zuziehung der erfahrensten Kenner der Bodenverhältnisse in Zweifel bleiben und die Bezirke wahrscheinlich so gross nehmen, dass sie unübersehbar werden.

Schon aus dem Principe der Zweckmässigkeit, mehr noch aber aus dem der Freiheit des Privateigenthums dürfte es sich daher empfehlen, der Methode zu folgen, welche dem Entwurf des Deutschen Gesetzes zum Schutze der Heilquellen zu Grunde liegt und die Beschränkung dritter Grundeigenthümer nur dann eintreten zu lassen, wenn der Eigenthümer der Quelle einen Antrag bei der zuständigen Behörde stellt und Entschädigung für die Beschränkung leistet. Es ist wohl zu berücksichtigen, dass ein solcher Antrag auch gegen solche gestellt werden kann, welche ausserhalb des Quellenbezirkes Arbeiten vornehmen. Hier ist aber in dem Deutschen Gesetzentwurfe in der gerechtesten Weise die Collision der Principien des Privateigenthums und des öffentlichen Nutzens ausgeglichen und jede gehässige Schikane durch das Zwischentreten sachkundiger Behörden und Feststellung der Entschädigungssumme vor den zuständigen Gerichten möglichst ausgeschlossen. Eine warme Befürwortung dieses Entwurfes mag also dringend anzurathen sein. Es fragt sich nur noch, da die Heilquellen nur zum geringsten Theile in Deutschland Eigenthum des Staates sind, zum grossen Theile aber Gemeinden, Privaten, ja sogar Actiengesellschaften gehören, die nicht immer grade das Wohl des Nebenmenschen als Hauptsache betrachten, ob die Heilquellen genugsam gegen ihren Eigenthümer geschützt sind. Es stehen jedoch alle Bäder, Bade- und Brunnen-Anstalten unter der Aufsicht der betreffenden Bezirksregierung und werden dadurch vielleicht alle Bedenken beseitigt sein. Besser würde es jedoch vielleicht erscheinen, eine einmal als Heilquelle einregistrirte Quelle noch einer besonderen Beaufsichtigung mit Rücksicht auf die Zweckmässigkeit ihrer Verwendung zu unterwerfen. Meine Herren! Durch den Deutschen Gesetzentwurf scheinen somit alle Bedenken, welche für die Existenz der Heilquellen bestanden, beseitigt und scheinen wir bald dem erhofften Ziele, nämlich einer vollständigen Ordnung der für die Heilquellen nöthigen Schutzmittel entgegengeführt zu werden.

Vorsitzender: Ich möchte Ihnen das letztgehörte Thema zum eingehenden Studium empfehlen. Es ist so ausserordentlich wenig in Deutschland, speciell in Preussen, für den Schutz der Mineralquellen gethan, dass diese Frage meiner Ansicht nach nicht mehr von unserer Tagesordnung verschwinden darf.

Schluss der Sitzung $3^1/_2$ Uhr.

Versammlung am 29. Februar 1880.

Vorsitzender: Herr **G. Thilenius.**

Derselbe eröffnet die Sitzung um 11 Uhr.

Herr v. **Liebig** demonstrirt das Pnoometer.

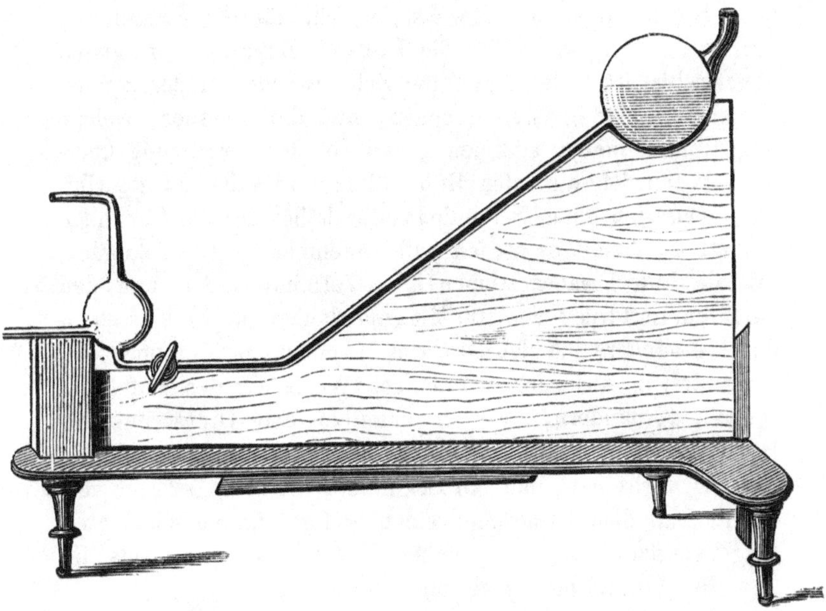

Sie sehen hier eine mit Luft gefüllte Glaskugel von etwa 3 Cm. Durchmesser, welche oben in feiner Spitze ausmündet.

Unten schliesst sich eine horizontale Glasröhre an, welche unmittelbar vor ihrem Eintritt in die Kugel durch einen Hahn, den Sie hier sehen, verschlossen wird. Die Röhre ist bestimmt, aus einer etwas höher stehenden und grösseren Glaskugel, die mit Quecksilber gefüllt ist, das Quecksilber der kleinen Kugel zuzuführen. Wenn man den Hahn öffnet, so tritt es ein und verdrängt die Luft, die aus der Spitze entweicht und dazu ist eine gewisse Zeit erforderlich. Bringt man diesen Vorgang in Vergleich mit der Ausathmung, so wird die elastische Kraft, mit der sich die Lunge zusammenzieht, vertreten durch die Kraft, des aufsteigenden Quecksilbers. Es handelt sich dabei um die Zeit, welche für die Austreibung der Luft nöthig ist, wofür die Kraft, welche man anwendet, gleichgültig ist. Man kann die Zeit, welche bei der kleinen Kugel dazu nöthig ist, berechnen, und die Angaben, welche der Apparat macht, stimmen genau mit der Berechnung überein. Wenn ich also den Hahn öffne und sehe auf die Uhr, oder wenn ich einen Sekundenzähler habe, der die Sekunden schlägt, so dauert es — ich will annehmen — 100 Sekunden, bis die Luft herausgetrieben ist. Vermindere ich nun den äusseren Luftdruck um 100 Mm., so dauert es nur 94 Sekunden, vermindere ich den Druck noch mehr, so wird noch weniger Zeit in Anspruch genommen. Wenn wir den Luftdruck so weit vermindern, dass er ungefähr dem Druck auf der Höhe des Mont Blanc entspricht, so brauchen wir, um die Luft zu vertreiben, nur 76 Sekunden, weil die stärker verdünnte Luft dem Ausströmen einen viel geringeren Widerstand entgegensetzt. In dem gleichen Verhältnisse wird nun die Zeit der Ausathmung verkürzt.

Unter dem erhöhten Luftdrucke der pneumatischen Kammer besteht ein ähnliches Verhältniss im umgekehrten Sinne. Unter dem Drucke, den man dort gewöhnlich anwendet, dauert es 118 Sekunden, bis die Luft aus der Kugel verdrängt ist, wenn die Dauer unter dem gewöhnlichen Atmosphärendrucke 100 beträgt. Dies ist auch der Grund, warum man unter dem erhöhten Drucke langsamer ausathmet.

Es ist für die Patienten eine interessante Unterhaltung, die Ausströmungszeit zuerst ausserhalb der Kammer zu beobachten und dann in der Kammer.

Um das veränderte Verhältniss auf Höhenkurorten, wie in Gastein oder Davos, zu beobachten, müsste man es zuerst unten probirt haben. Es ist beachtenswerth, dass nicht nur das Verdrängen der Luft aus der Glaskugel, sondern auch das Verhältniss, in welchem die Ausathmung unter dem erhöhten Drucke verlängert wird, mit der Berechnung stimmt. Dies ergeben die von mir angestellten Zählungen, welche in Du Bois Reymond's Archiv, 1879, No. 284 veröffentlicht wurden.

Die Uebereinstimmung ist eine sichere Anzeige, dass die Ausathmung durch die Verdichtung oder Verdünnung der äusseren Luft wesentlich beeinflusst werden müsse. Das Pnoometer wird auf Bestellung von Herrn Karl Berberich, Präparator am physikalischen Cabinet der Universität zu München verfertigt.

Hierauf spricht

Herr **Seiche** (Teplitz):

Ueber die Wirkung der Teplitzer Heilquellen bei den Folgekrankheiten nach schweren Verletzungen.

Einleitung.

Die nachfolgenden Zeilen sollen keine Erörterungen über das eigentliche Wesen der Wirkungsweise der Teplitzer Thermen bringen, ich will weder auf mechanischem, noch chemischem und dynamischem Wege die Heilerfolge nachweisen, ich werde mit Thatsachen rechnend die Kurresultate nur vom klinischen Standpunkte beleuchten.

Das eigentliche Agens so vieler kräftig wirkender Wässer z. B. von Gastein, Ragaz, Wildbad u. a. m. ist, so sehr sich auch die Chemie bemühte, so fleissig auch physiologische Versuche gemacht wurden, um das Dunkel zu erhellen, bisher noch nicht gefunden und aufgeklärt.

Diesen Quellen schliesst sich auch die nur schwach mineralisirte Therme von Teplitz an. Eine Erklärungshypothese verdrängte seither die andere, eine nach der andern wurde wieder vergessen, nur die Thatsachen blieben, die erzielten Heilungen standen und stehen unerschütterlich fest.

Die Wässer sollen einmal erregend, ein andermal calmirend und dann wieder solvirend sein, das ist sehr schön und gut gesagt, aber erklärt werden hierdurch keineswegs die oft so überraschend günstigen Erfolge, welche das geschmack- und geruchlose, helle, klare, warme Wasser bewerkstelligt, dessen Wirkungen ganz besonders bei den Folgekrankheiten nach schweren Verletzungen hervortreten.

Die excitirende, calmirende und solvirende Kraft könnte man auch dem erwärmten gewöhnlichen Wasser je nach den verschiedenen Temperaturgraden desselben zutheilen und die Ansicht vieler Collegen, dass die Wirkung warmer Wässer auf den Organismus überhaupt, ob künstlich oder natürlich erwärmt, ganz gleiche seien, müsste auf diese Weise zum vollsten Rechte gelangen. In der Wirklichkeit ist dem aber nicht so. Wie mancher Kranke hatte vorher schon warme Bäder über Bäder genommen und der leidende Zustand war trotzdem derselbe geblieben; nach drei oder vierwöchentlichem Kurgebrauche zu Teplitz trat aber doch Genesung oder bedeutende Besserung ein.

Ich muthe Niemandem den Glauben zu, dass das kohlensaure Natron, als Hauptbestandtheil unserer Quellen, so wie die minimalen Mengen von Mangan, Eisenoxyduloxyd, Strontian, Kalk, Magnesia, Lithion, Silicium und die Spuren von Arsen, welche sich im Wasser finden, allein oder in ihrer gegenseitigen Compensation, die Wirkungen, wie sie seit Jahrhunderten zu Tage treten, erklären sollen, eben so wenig die gasigen Bestandtheile, als Kohlensäure und Stickstoff.

Mag man andererseits noch so viel von der Reinigung des Hautorgans durch die Therme, Auslaugung der Talgdrüsen, dem Quellen der Epidermis und von dem veränderten Drucke auf die im Bade befindlichen Theile sprechen, es wird damit doch nichts Anderes erklärt, als was auch durch das gewöhnliche warme Wasser erzielt wird, was auch die Dampfbäder, irisch-römischen Bäder thun.

Scoutetten sucht in den elektrischen Strömen, welche durch den Contact des Körpers mit den Heilquellen entstehen, die Ursache für die erregende, calmirende und lösende Wirkung der Mineralwässer. Im ersten Augenblicke besticht vielleicht diese Idee, umsomehr als es seine Richtigkeit damit hat, dass während des Badens elektrische Strömungen nachgewiesen werden können, auch hat die Annahme, dass diese Strömungen durch längeres Verweilen im Bade sich verstärken, gewiss etwas für sich; aber dann glaube ich, dass die angedeuteten Effecte viel rascher und einfacher nur allein durch die Anwendung der Elektricität zu erzielen sein würden, da ja doch nur diese und nicht das Mineralwasser als das wirksame Agens hingestellt wird.

Ich gebe sehr gern zu, dass auch andere Heilquellen gute Erfolge bei ähnlichen und gleichen Krankheitsformen aufzuweisen haben, es sei fern von mir Teplitz als ein Unicum hinstellen und glorificiren zu wollen. Ich verzeichnete mir aber lediglich vom klinischen Standpunkte aus die Krankenfälle, welche beim Gebrauche unserer Thermen Heilung oder Besserung finden. Auf diese Weise glaube ich dem auswärtigen Arzte bei der Beurtheilung, ob dieser oder jener Fall für eine Badekur zu Teplitz sich eigne oder nicht, mehr zu nützen, als wenn ich viele Blätter mit Ansichten und Hypothesen über die wirksamen Stoffe anfüllen würde.

Die Folgekrankheiten nach schweren Verletzungen,

Die Kriegsjahre 1860, 64, 66 und 70 vindiciren Teplitz mit dem vollsten Rechte einen hohen Platz in der Balneotherapie, abgesehen davon, dass schon in den sogenannten Befreiungskriegen 1813, 14 und 15 der Ruhm der Heilquellen gerade in dieser Beziehung in die weitesten Fernen getragen wurde.

Auch dem Nichtarzte müssen die alljährlich überraschenden und günstigen Kurerfolge in die Augen fallen. Wer die bleichen, abgemagerten Gestalten sah, welche nach schweren Krankenlagern, operativen Eingriffen und langandauernden Eiterungsprocessen, an den Rollwagen, diese traurige Equipage, gefesselt, zu unsern Quellen gesendet wurden, wie sie nach mehrwöchentlichem Bädergebrauche die Bergeshöhen von Teplitz erstiegen, frisch und munter unser Thal endlich verliessen, der muss der Heilkraft dieser Therme denn doch die gerechteste Anerkennung zollen, wobei es ganz gleichgültig bleiben kann, ob man dieselben zu den alkalisch-salinischen oder wie in der Neuzeit zu den indifferenten oder schwach mineralisirten Wässern zählt.

Die Wirkung unserer Bäder auf die kranken Theile ist um so überraschender, je rechtzeitiger und schneller man dieselben in Gebrauch zieht und selbe nicht gleichsam als ultimum refugium betrachtet.

In einigen älteren Schriften über Teplitz findet sich die Ansicht ausgesprochen, dass man ja die Therme als Heilmittel nicht zu früh wegen der bestehenden Folgekrankheiten nach Fracturen aufsuchen solle; man hegte die Befürchtung, dass bereits vollkommen vereinigte Knochenfragmente sich wieder lösen könnten, ja es wurden sogar zur Erhärtung dieses Ausspruches Beispiele angeführt. Um keinesfalls fehl zu greifen, stellte man die Ansicht auf, die Patienten möchten erst zwei bis drei Monate nach vollkommener Heilung der Fracturen die Heilquellen in Gebrauch ziehen.

Die Erfahrung lehrt, dass bei den Folgeübeln nach Fracturen unsere Thermen nur dann mit Nutzen gebraucht werden können, wenn bereits eine exacte ossificirte Vereinigung sich kund giebt. Diese vollkommen ossificirte Vereinigung ist also die Hauptbedingung für die zu beginnende Kur. Dass diese oft rasch, oft sehr langsam eintritt, ist jedem Arzte genügend bekannt, es folgt daraus also, dass eine definitive Frist von Wochen und Monaten nicht festgestellt werden kann. Ist die oben erwähnte Bedingung der vollkommenen Vereinigung der fracturirten Knochen erfüllt, so steht dem Bädergebrauche kein Hinderniss im Wege, die Zeit spielt denn nur die eine Rolle, dass der Kranke früher zum Gebrauche seiner kranken Glieder gelangen kann.

Wenn wirklich Fälle sich ereigneten, bei denen während des Bädergebrauchs eine bereits vereinigte Fractur sich wieder trennte, so dürfte die Ursache hievon wohl in gewissen die Thermen überhaupt contraindicirenden dyskrasischen Processen zu suchen sein.

Mir stand, was Fracturen anbelangt, bereits seit vielen Jahren ein sehr bedeutendes Material zu Gebote. Unter den 427 Schussfracturen und 193 Fracturen, welche ich wegen der Folgeübel dieser Verletzungen während des Bädergebrauchs zu Teplitz in Behandlung hatte, zeigte sich auch nicht ein Fall, welcher zu der obenstehenden Befürchtung Veranlassung gab, obschon viele derselben kurze Zeit nach der Abnahme der festen Verbände zur Beobachtung kamen.

Die Folgekrankheiten nach Schussfracturen, Schussverletzungen der Weichtheile, einfachen Fracturen, Knochensplitterungen, Distorsionen und Contusionen bestanden in Pseudoanchylosen, Anchylosen, fistulösen Knochengeschwüren, Steifigkeit und Verkrümmung einzelner Gelenke, Muskelconracturen, stark eingezogenen Narben, starker Schwellung oder starker Abmagerung eines oder des anderen Körpertheils, Neuralgien, spastischen Contracturen, Paralysen und Paresen, myopathischen Lähmungen, in umfangreichen die freie Bewegung der einzelnen Körpertheile behindernden Exsudaten, Kapselverdickungen und übermässigen Calluswucherungen.

Pseudoanchylosen.

Die Pseudoanchylosen als Folgekrankheit nach Schussfracturen, Schussverletzungen der Weichtheile in der Nähe der Gelenke, sowie auch starke Quetschungen der Gelenke ohne jegliche Knochenverletzung waren sehr oft der Gegenstand der Behandlung zu Teplitz. Pseudoanchylosen entstehen durch directe Verletzung der Gelenke, sie entstehen aber auch dann, wenn die Gelenke bei einer Verwundung vollkommen intact geblieben waren. In der Regel wird die nächste unterhalb der Verwundung situirte Articulation mehr weniger in der freien Bewegung stark behindert oder sie scheint wenigstens momentan für den ersten Augenblick gänzlich aufgehoben. Gewöhnlich fanden sich starke Knochenauftreibungen, übermässige Callusbildung, chronische Knochenhautentzündung und in die Weichtheile um das Gelenk eingelagerte Exsudate vor. Die die Weichtheile verklebenden und die Sehnen umhüllenden Ausschwitzungen und Ablagerungen zeigten manchmal eine solche Härte, dass dieselben von einer knöchernen Unterlage kaum zu unterscheiden waren. Nur mit grosser Anstrengung vermochte man öfter eine sehr schwache und unmerklich passive Beweglichkeit zu constatiren.

War auch nur eine geringe Spur von Bewegung zu entdecken, so konnte der betreffende Kranke versichert sein, eine hochgradige Besserung, öfter auch vollkommene Heilung zu erzielen. Beim Kurbeginne schreitet die Besserung mit wenigen Ausnahmen gewöhnlich nur sehr langsam vorwärts und nach drei- bis vierwöchentlicher Kurdauer zeigt sich nur ein merklicher Fortschritt; verliert aber der Kranke und der Arzt nur nicht die Geduld, so stellt sich nach sechs bis acht Wochen des Bädergebrauchs sicher der angehoffte gute Erfolg heraus.

Derartige Pseudoanchylosen bestanden bereits lange Zeit und hatten manchem andern combinirten Kurverfahren hartnäckig widerstanden, es wurde gleichsam mit den Heilquellen von Teplitz der letzte Versuch gemacht und mancher Kranke legte den Stock und die Krücke weg, worauf er nicht mehr gehofft hatte und erfreute sich wieder des freien Gebrauchs seiner Glieder.

Ganz ohne Erfolg verliess keine Pseudoanchylose den Badeort Teplitz.

Von 93 Pseudoanchylosen, welche mir nach dem Feldzuge 1870 zur Behandlung kamen und wovon 26 durch Schussverletzungen der Weichtheile, 67 durch Schussfracturen bedingt waren, verliessen Teplitz 21 geheilt, 38 gebessert und bei 34 stellte sich ein so guter Erfolg heraus, dass man die Gewissheit aussprechen konnte, es werde nach und nach bei fortgesetzter Uebung der betreffenden Gelenke die Bewegungsstörung bis auf ein Minimum reducirt werden.

Bezugs der Localisation vertheilten sich diese Pseudoanchylosen in folgender Weise, 23 kamen auf die Knie-, 37 auf die Fuss-, 16 auf die Ellenbogen- und 17 auf die Schultergelenke.

Dass nach heftigen Quetschungen der Gelenke, ohne dass

der Knochen gerade verletzt sein muss, ebenfalls Pseudoanchylosis sich herausbilden kann, zeigt folgender Fall. Ein junger Mann stürzte mit dem Pferde so unglücklich, dass er unter dasselbe zu liegen kam und nebst andern geringfügigen Verletzungen eine starke Quetschung des linken Kniegelenks erlitt, welche ihn sogleich ans Bett fesselte. Heftige Schmerzen, starke Schwellung und Temperatursteigerung traten rasch ein. Die behandelnden Aerzte suchten diese Symptome mittelst Eisbeutel zu beseitigen, wodurch sich aber die Schmerzen zur höchsten Höhe steigerten. Am 4. Tage zeigte sich bei der Abnahme der Eisbeutel die Haut des Knies bläulich roth gefärbt, bald wurden einzelne Stellen noch dunkler und begannen zu gangränesciren. Die Schorfbildung hatte einen bedeutenden Umfang angenommen, begrenzte sich endlich und das Knie bot nach der Schorfabstossung eine grosse Geschwürsfläche dar, indem nur in der Kniekehle die Haut intact geblieben war. Die Heilung ging nur sehr langsam vor sich, trotzdem man Hautläppchen transplantirte. Nach vier Monaten war die Geschwürsfläche vernarbt, aber das Kniegelenk vollständig unbeweglich. Bei der Ankunft in Teplitz fand ich die Haut sehr dünn, glänzend weiss, wie mit einem Firniss überzogen, dabei traten harte, lebhaft roth gefärbte, schwielige Stellen hervor, die Kniescheibe schien ganz fest aufzusitzen und nur mit grosser Anstrengung vermochte man eine Spur von Beweglichkeit festzustellen. Eine sechswöchentliche Kur wurde mit dem Erfolge gekrönt, dass der junge Mann Teplitz geheilt verliess.

Der Heilapparat bei der Behandlung der Pseudoanchylosen bestand in Mineralwasserbädern, localen Moorbädern oder Moorüberschlägen, Anwendung der Electricität und zweckmässiger Gymnastik und Kneten. Es ist oft überraschend, wie günstig eine geregelte Gymnastik und das Kneten auf die Bewegungsstörungen einwirkt. Die wirklich grosse Mühe und Geduld, welche besonders beim Beginne der Kur dringend nothwendig ist, wird durch consequentes Handeln mit dem besten Erfolge belohnt.

Pseudoanchylosen des Kniegelenks nach Fractur oder Zerschmetterung der Kniescheibe, wobei die active Bewegung auf Null reducirt war und die passive sich nur sehr unmerklich herausstellte, ergaben in der Regel auch sehr günstige Heilresultate. Unter den vielen Fällen, welche ich auch in dieser Beziehung zu beobachten Gelegenheit hatte, will ich in aller Kürze nur einen anführen.

Einem Officier wurde die rechte Kniescheibe durch den Hufschlag eines Pferdes in drei Theile zerschmettert. Eine sehr rationelle und sorgsame Behandlung bewerkstelligte in verhältnissmässig kurzer Zeit die gelungenste Vereinigung der Fragmente, aber das Kniegelenk war und blieb trotz aller Versuche steif, auch war die ganze Extremität geschwollen, die Haut bläulich roth gefärbt und die Temperatur im Vergleiche zu dem übrigen Körper sehr vermindert, dabei raubten ihm die heftigsten neuralgischen Schmerzen den Schlaf. Mineralwasserbäder, Moorüberschläge und consequent fortgesetzte, anfangs nur passive, später auch active Bewegungsversuche führten diesen Herrn dahin, dass er nach einer zweimaligen Badekur wieder zu Pferde steigen konnte, ja er machte sogar den Feldzug 1866 mit.

Anchylosen.

Auf diese Form der Nachkrankheit schwerer Verletzungen können die Thermen selbstverständlich keinen günstigen Einfluss nehmen, ich habe bei den 67 Fällen, die sich mir zur Beobachtung darboten, keine andere Wirkung zu verzeichnen, als dass die Schmerzen sich verminderten oder verschwanden, die vollkommen starre Unbeweglichkeit der Gelenke blieb trotz aller Bäder unverändert dieselbe. Sie waren gewöhnlich die Folge von Schussverletzungen, welche das Gelenk unmittelbar trafen.

Man hat oft die Meinung ausgesprochen, dass die Bäder von Teplitz eine gute Vorbereitung für eine später vorzunehmende Operation bei knöchernen Verwachsungen abgeben könnten. Ich kann mich dieser Ansicht nicht anschliessen, ich fand hierbei keinen praktischen Nutzen und würde niemals dafür stimmen, dass derartige Patienten unsere Thermen in Anspruch nehmen.

Kapselverdickungen und starke Ausschwitzungen im Innern der Gelenke.

Diese Folgekrankheiten nach schweren Verletzungen sind nicht so selten. Nach starken Quetschungen und Zerrungen der Gelenke stellen sich Entzündungsprocesse ein, welche Verdickungen der Kapsel, starke Zottenbildung und vermehrte Flüssigkeit in den Gelenken oder Verdickung der Gelenkschmiere zurücklassen, wenn die entzündlichen Erscheinungen auch bereits gehoben sind. Die Einwirkung der Therme auf diese krankhaften Zustände ist eine erfolgreiche; denn von 212 Kapselverdickungen der Kniegelenke wurden 166 geheilt, 24 gebessert und 22 sehr gebessert mit Aussicht auf Heilung aus der Kur entlassen.

Contracturen.

Bei unvollkommener Beugung und Streckung einzelner Articulationen, wenn die Ursache hievon in der Muskulatur, dem Bandapparate oder in den die Gelenke umgebenden Exsudaten lag, kann man von der Einwirkung der Heilquellen meistentheils gute Resultate erwarten, besonders dann, wenn man der Kur etwas mehr Zeit schenkt.

Die Contracturen betrafen die Ellenbogen-, Hand-, Finger-, Knie- und Fussgelenke. Gewöhnlich hatten bei der Verwundung die Weichtheile sehr gelitten, Muskel, Fascien und Sehnenscheiden waren zerrissen. Granatsplitter vernichten oft bedeutende Muskelpartien oder zerstören dieselben derart, dass einzelne zerrissene Stücke entfernt werden müssen. Es bilden sich Eitersenkungen, welche sich entweder selbst öffnen oder geöffnet werden müssen, um weitere Zerstörungen zu verhüten. Der Heilungsprocess geht gewöhnlich nur mit bedeutendem Substanzverluste vor sich, es bilden sich widernatürliche Verwachsungen, tief eingezogene Narben. Gehen diese

Processe in der Nähe der Gelenke vor sich, so wird die freie Beweglichkeit nicht nur sehr behindert, sondern manchmal scheinbar ganz aufgehoben. Die Gelenke nehmen eine mehr weniger gekrümmte Stellung ein. Ich beobachtete nach Schussverletzungen mit und ohne Fractur in der Nähe des Schultergelenks Contracturen der Finger, ebenso zeigten sich dieselben nach Schüssen in der Muskulatur des Vorderarms. Die Finger konnten nur mit Mühe von einer zweiten Person, gewöhnlich ohne erheblichen Schmerz etwas gestreckt werden, um beim Nachlassen der ziehenden Kraft wieder in ihre alte verkrümmte Lage zu treten. Bei einigen derartigen Fällen waren die Finger sowie die Muskulatur des Ober- und Unterarms in der Ernährung sehr zurückgegangen, die Haut der Finger war dünn, unelastisch, glänzend, wie mit einem Firniss überzogen, bei andern wieder fanden sich die Finger angeschwollen und fest, die Haut war bläulich roth gefärbt. Hier wie bei den Paresen und Paralysen musste der Badetemperatur die grösstmöglichste Aufmerksamkeit geschenkt werden, weil höhere Wärmegrade leicht Blasenbildung und rasch darauf folgende Geschwüre hervorrufen. Bei den gleichzeitig bestehenden Sensibilitätsstörungen empfindet der Kranke die Unterschiede der Wärmegrade weniger oder gar nicht. Natürlich gilt diese Vorsicht nur beim Beginn der Badekur, im weitern Verlaufe werden die höchst nothwendigen Localbäder höherer Grade bis zu 32 bis 34 R. vollkommen gut vertragen.

Ein preussischer Feldwebel kam mit einer Contractur sämmtlicher Finger der rechten Hand nach Teplitz. Derselbe wurde durch eine Kugel in die rechte Schulter verletzt, ohne dass dabei der Knochen beschädigt worden war. Die kleine Eingangs- und die verhältnissmässig sehr bedeutende Ausgangsöffnung wurden in kurzer Frist geheilt, aber die Contractur der Finger und eine Ernährungsstörung der Muskulatur des Ober- und Unterarms blieb zurück, auch war die Temperatur dieser Extremität sehr vermindert. Spätere Schmerzen wurden nicht angegeben, nur wenn man die Finger zu strecken versuchte, traten dieselben ziemlich lebhaft auf und hielten auch nachher noch längere Zeit an. Eine sechswöchentliche Badekur, verbunden mit der kräftigen warmen Douche und localen Moorbädern stellten den normalen Gebrauch der Finger wieder her, so dass derselbe im Militairdienste verbleiben konnte. Später beim Schreibgeschäfte verwendet, empfand er selbst nach anhaltender Arbeit nicht die geringste Beschwerde.

Ein Forstmann aus Mecklenburg kam im Sommer 1876 mit einer so starken Contractur nach Teplitz, dass die Finger der rechten Hand wie zur Faust geballt sich präsentirten. Jeder Versuch, auch nur die geringste Streckung zu ermöglichen, war vergebens. Bei den Streckversuchen wurden gerade keine erheblichen Schmerzen angegeben. Derselbe hatte bei zufälliger Entladung des Gewehrs die ganze Schrotmasse in das obere Drittel des rechten Vorderarms erhalten, einige Körner waren durch die Muskulatur gedrungen, viele aber hatten auch nach und nach entfernt werden müssen. Die Zerstörung der Muskulatur war eine sehr starke, um so mehr, als in kurzer Zeit die Wunde gangränescirte. Bei seiner Ankunft in Teplitz war zwar die Vernarbung der Verletzung bereits erfolgt, aber die Narben von sehr unregelmässiger Form zeigten sich tief eingezogen, einzelne Sehnen und Muskelbündel waren mit der Haut vollständig verwachsen und gaben den Narben bei Bewegungsversuchen ein noch unregelmässigeres Aussehen. Nach siebenwöchentlicher Kur, wobei ausser den Mineralwasserbädern auch locale Moorbäder bis zu 32 und 34 Grad in Anwendung kamen, vermochte der junge Mann mit etwas Mühe und Anstrengung die Finger auf kurze Zeit etwas zu strecken. Nun wurde auch Electricität, welche er beim Beginne der Kur nicht vertragen konnte, zu Hilfe genommen. Nach 10 Wochen war er seinem Berufe wiedergegeben, er vermochte die kranke Hand ebenso wie die gesunde zu gebrauchen. Die rasche eintretende Ermüdung wurde durch fortgesetzte Uebung auch behoben.

Ein junger Officier, stark und kräftig gebaut, hatte einen Schuss in den rechten Unterschenkel erhalten, die Kugel war 10 Cm. unterhalb des Kniegelenks hart am innern Rande der

Tibia, ohne dieselbe zu verletzen, in die Wade eingedrungen. Wenngleich das Projectil rasch entfernt wurde, heilte die Wunde doch nicht und das Kniegelenk contrahirte sich immer mehr und mehr, ohne dass Schmerzen dabei eintraten. Nur wenn man das Kniegelenk zu strecken versuchte, stellte sich ein ziemlich lebhafter Schmerz ein, welcher beim Nachlassen des Streckversuchs stets wieder verschwand. Eine genaue Sondirung des Wundcanals führte zu keinem Resultate.

Gestützt auf frühere Erfahrungen, dass Thermalwasserinjectionen in manchen Fällen sehr vortheilhaft auf den Heilungsprocess bereits lange bestehender Wundcanäle einwirken, injicirte ich 4 bis 5 mal des Tages das Mineralwasser zu 28 bis 30 R. und strebte gleichzeitig die unblutige Erweiterung theils mit Pressschwamm, theils mit Laminaria an, dabei wurden täglich die Bäder genommen. Nach nicht langer Zeit gelang es mir, ein Stückchen Leder von sehr unregelmässiger Form herauszuziehen, worauf die Eiterung sich verminderte, bei fortgesetztem Bädergebrauche die Fistel sich schloss und die Kniegelenkscontractur sich nach und nach hob.

Von 49 Contracturen verliessen 9 geheilt, 14 sehr gebessert, 24 gebessert und nur 2 Teplitz ungeheilt. Bei den ungeheilten Fällen lag der Grund in gänzlicher Zerreissung einzelner Sehnen und gleichzeitig nicht unerheblichen Knochenverbildungen.

Contracturen rein spastischer Natur setzten in der Regel die Geduld des Arztes und den Kranken auf die härteste Probe, besonders dann, wenn damit zugleich heftige Schmerzen vergesellschaftet waren, die jedem Mittel Trotz boten und in keiner Lage gemildert werden konnten.

Derartige Contracturen radiciren gewöhnlich in einem permanenten Reize, sind oft bedingt durch einen fremden Körper, ein loses Knochenstückchen, Projectilreste, durch mit der Kugel zugleich hineingerissene Eisenstückchen, Tuch- und Leinwandreste, Knöpfe u. s. w.

Liegen diese fremden Körper in der Nähe sensitiver Nervenbahnen oder berühren sie gar mit ihren oft scharfen und kantigen Rändern direct einen Nervenstamm, so bleiben die heftigsten Schmerzen nicht aus. Ist der fremde Körper entfernt, so tritt die Heilung mehr weniger rasch ein.

Die Einwirkung der Quellen auf die meistentheils noch bestehenden Fistelgänge ist eine günstige, besonders wenn das Thermalwasser fleissig in dieselbe injicirt wird. Die Gänge werden erweitert oder sie lassen sich durch Einlegen quellbarer Stoffe erweitern, die Eiterung wird lebhafter und die fremden Körper werden entweder selbst ausgestossen oder lassen sich dann mit leichterer Mühe nach einiger Zeit entfernen. Auf diese Weise zog ich Tuchreste, Leinwand- und Lederstücke, Fragmente kleiner Schlüsseln, Knöpfe und winzig kleine Bleipartikelchen aus den Fistelkanälen, nachdem diese Körper monatelang festgesessen und den betreffenden Kranken die unerträglichsten Schmerzen verursacht hatten. Vor mehreren Jahren behandelte ich einen russischen Officier, welcher einen Schuss 11 Cm. unterhalb des Kniegelenks in die rechte Wade bekam und 5 Monate nach der Verwundung mit einer Kniegelenk-Contractur nach Teplitz dirigirt wurde. Der Unterschenkel stand zum Oberschenkel fast im rechten Winkel, jede active Bewegung war unmöglich, wurde die passive versucht, so spannten sich unter den heftigsten Schmerzen die Muskel noch viel stärker. Die Sondirung ergab eine rauhe Stelle der Fibula. Während der Chloroformnarkose wurde die Streckung möglich, vermochte aber nicht erhalten zu werden, sobald dieselbe aufhörte. Ein sehr zweckmässig construirter Streckapparat wurde ob der heftigen Schmerzen nicht vertragen. Nach längerem Bädergebrauche und unblutiger Erweiterung des Fistelkanals abwechselnd mit Pressschwamm und Laminaria entfernte ich zwei Knochenfragmente, woran ich deutlich eingeschilferte Bleipartikelchen zu erkennen vermochte. Nun milderten sich zwar die Schmerzen und eine gelinde Streckung wurde möglich. Unter fortgesetzter Injection des Thermalwassers gelang es mir, nach einigen Tagen ein kleines halbmondförmiges, scharfkantiges Bleistückchen zu entfernen, worauf mit einem Schlage jeder Schmerz verschwand. Die

Fistelöffnung schloss sich nun, bei fortgesetztem Bädergebrauche hob sich die Contractur und als nach 7 Wochen der junge Mann in seine Heimath zurückkehrte, war jede Spur derselben verschwunden.

Nicht immer bestehen die Kanäle noch, wenn fremde Körper vorhanden sind, der Wundkanal schliesst sich öfter rasch, trotzdem der fremde Körper nicht entfernt ist. Dieser kann seinen Platz ändern, er senkt sich und bedingt Gelenksteifigkeiten und Contracturen; der eingedrungene fremde Körper kann sich aber auch senken oder an seiner ursprünglichen Stelle verkapseln, ohne die geringste Beschwerde zu verursachen. So sah ich einen Fall, wo eine Kugel im oberen Drittel des rechten Oberschenkels eingedrungen war und nur die Weichtheile verletzt hatte. Obschon sie nicht aufgefunden und ausgezogen werden konnte, heilte der Schusskanal ohne viele Beschwerden. Nach Jahresfrist hatte sich das Projectil bis in die Kniekehle gesenkt, verursachte auch hier nicht die geringste Unbequemlichkeit, daher auch jeder weitere Eingriff den fremden Körper zu entfernen, verweigert wurde.

Dass Kugeln und Schröte, ohne die geringste Beschwerde den Betreffenden zu verursachen, an der eingedrungenen Stelle vollkommen verkapselt liegen bleiben können, zeigt folgender Fall. Einem sogenannten Sonntagsjäger war eine ganze Schrotladung in das obere Drittel des linken Vorderarms eingedrungen. Da keine besondere Erscheinungen sich einstellten, hatte man sich keine Mühe gegeben, das Blei zu entfernen, der Schusskanal vernarbte und schloss die darin befindlichen Körper ein. Als ich nach vier Jahren diesen Herrn an einer Ischias rheumatica zu Teplitz behandelte, präsentirte er mir auch seinen Arm zur Untersuchung. Die Bleikörperchen fanden sich sehr leicht, ich konnte selbe aneinander reiben und hörte förmlich das dadurch verursachte Geräusch. Es zeigte sich dabei nicht das geringste Symptom von Schmerzempfindung oder einer Functionsstörung, die Schröte blieben daher auch unangetastet an ihrer Stelle liegen.

Der vorstehende Fall passt eigentlich nicht in den Rahmen

dieser Zeilen, ich erwähnte dessen auch nur seiner Curiosität wegen.

Nicht immer geht es so glücklich ab, wenn das eingedrungene Geschoss nicht schon entfernt wurde, bevor die Vernarbung des Schusskanals eintrat. Es bilden sich hiebei oft sehr bedeutende Exsudate, welche die freie Bewegung einzelner Gelenke sehr stören oder gänzlich aufheben können, besonders wenn später die Kugel sich bis hart an das eine oder andere Gelenk senkt.

In solchen Fällen wirken die Thermen sehr vortheilhaft, die Resorption der gesetzten Exsudate wird eingeleitet, die harten Geschwülste erweichen sich, nehmen an Umfang ab, worauf man den oft sehr festsitzenden Körper leichter auffinden und entfernen kann.

Nach dem Feldzuge 1866 kam ein österreichischer Ober-Lieutenant nach Teplitz, dessen rechtes Ellenbogengelenk stark angeschwollen, fast im rechten Winkel gebogen und vollkommen unbeweglich war. Schmerzen ergaben sich nur dann, wenn in der Gegend des Condylus internus und des Processus anconaeus ein Druck angebracht wurde. Derselbe hatte auf dem Schlachtfelde drei Schussverletzungen erhalten, eine Kugel war in die Mitte des rechten Oberarms eingedrungen und hatte den Knochen fracturirt. Die Heilung der Schussfractur war ohne viele Schwierigkeiten gelungen, aber das Ellenbogengelenk blieb vollkommen unbeweglich, wogegen das Schultergelenk jede Bewegung gestattete. Eine vertiefte Stelle nach aussen und vorn markirte die Stelle, wo das Geschoss eingedrungen war, aber von einem Austritte desselben liess sich keine Spur entdecken. Der Officier gab an, dass jede Untersuchung, das Projectil aufzufinden, erfolglos geblieben sei. Durch den Bädergebrauch begannen die Exsudate im Ellenbogengelenke weicher zu werden, der Umfang des Gelenkes verminderte sich, die Unbeweglichkeit blieb aber dieselbe. Nach einiger Zeit vermochte man die Kugel deutlich zwischen dem Condylus internus und Processus anconaeus zu fühlen. Nun wurde zur Entfernung des Projectils geschritten. Die blossgelegte Kugel vermochte ich wegen ihres festen Aufsitzens nur durch vielfach versuchte Hebelbewegungen zu entfernen, worauf ich eine beschränkte Beugung und Streckung ohne viele Beschwerden für den Kranken ausführen konnte. Trotz der in den ersten Tagen sehr heftigen Reaction badete der Kranke schon am 10. Tage wieder und die Vernarbung und Heilung machte so rasche Fortschritte, dass in der vierten Woche nach der Kugelextraction jede Bewegung des Ellenbogengelenks gestattet war. Der Officier trat wieder bei seinem Regimente ein. Der damals zu Teplitz anwesende preussische Oberstabsarzt Dr. Becker war bei der Operation gegenwärtig und beobachtete nachher den ganzen Verlauf bis zur Heilung.

Es sei mir gestattet noch zwei nicht uninteressante Fälle von Schussverletzungen der Tibia zu erwähnen.

Ein einjährig Freiwilliger, welcher 1871 nach Teplitz dirigirt wurde, war durch einen Schuss in den Unterschenkel verwundet worden. Die Kugel war hart unter der Spina eingedrungen und hatte die Tibia förmlich durchbohrt, die beiden Seitentheile, gleichsam wie zwei Pfeiler, wurden dabei nicht fracturirt. Bei der Ankunft waren die Wände des Schusskanals durch lebhafte Granulationen überkleidet. Ich vermochte, ohne dem Verwundeten Schmerzen zu verursachen, mit dem kleinen Finger sehr bequem in die Tiefe zu dringen. Das Kniegelenk bot nichts Abnormes dar, die Beugung war bis zu 45 Grad möglich. Während der Badekur überhäutete sich der Schusskanal ohne sich mit Knochenmasse auszufüllen. Die Kraft des Beines, welche beim Beginn der Kur sehr mangelhaft war, hatte zugenommen, aber bezugs der Beugung des Kniegelenks konnte kein höherer Grad erzielt werden. Die Badekur hatte insofern gute Dienste geleistet, dass ausser der vollständigen Vernarbung nach Beendigung derselben das Gehen stundenlang ohne jegliche Unterstützung möglich wurde. Der zweite Fall betrifft einen Gutsbesitzer aus Polen. Der Schuss war ganz gleich, die Kugel hatte die Tibia durchdrungen, aber den äussern Pfeiler zugleich fracturirt, der innere war intact geblieben. Bei der Ankunft zeigte sich die

Fractur zur Genüge geheilt, der Schusskanal, ohne mit Knochenmasse ausgefüllt zu sein, hatte sich so weit überhäutet, dass nur eine kleine Stelle noch eiterte. Die Beugung des Kniegelenks wurde etwas über 20 Grad ermöglicht, doch fehlte die Kraft bei der starken Abmagerung des Unterschenkels zum Gehen gänzlich, der Kranke musste sich zweier Krücken bedienen. Während der Badekur löste sich noch ein kleines Knochenstückchen ab, worauf die vollständigste Vernarbung eintrat, das durch die Tibia gehende Loch blieb. Durch den Bädergebrauch wurde die untere Extremität so gekräftigt, dass die Krücken mit einem Stocke vertauscht werden konnten, auch hatte sich der Bewegungsgrad des Kniegelenks merklich gebessert.

Schlottergelenke.

Auch Schlottergelenke wurden nach Teplitz gesendet, um den Versuch zu machen, ob die Therme eine Besserung bewirken würde. Mir bot sich die Gelegenheit dar, drei Fälle von Schlottergelenken nach Resectionen im Ellenbogengelenke zu beobachten, aber Erfolg sah ich keinen. Die Einwirkung der Mineralwasser-, localen Moor- und Douchebäder ging spurlos an dieser Nachkrankheit vorüber. Die einzig zu verzeichnende Wirkung bei einem Falle war die, dass die periodisch eintretenden Schmerzen, welche dem Patienten den Schlaf raubten und fast nur durch Morphium-Injectionen auf kurze Zeit beseitigt werden konnten, nach fünfwöchentlicher Badekur sehr gemildert wurden.

Paralysen und Paresen.

Nach Schussverletzungen mit oder ohne Fractur ergaben sich auch Paralysen und Paresen der obern und untern Extremitäten je nach Lage und Beschaffenheit der gesetzten Verletzung. Die Leitungsfähigkeit einzelner Nervenstämme zeigte sich bei der Untersuchung theils unterbrochen, theils sehr vermindert. Sensibilitäts- und Motilitätsstörungen einzelner Glieder nach Schussfracturen gehörten nicht zu den Seltenheiten. Gewöhnlich findet man die betreffenden Theile in der Ernährung sehr zurückgegangen, bei einzelnen Fällen hatte die Atrophie bereits einen sehr hohen Grad erreicht. Bei diesen Fällen wurde gewöhnlich befriedigende Heilung oder doch hochgradige Besserung erzielt und nur ausnahmsweise blieb der Einfluss der Bäder ganz ohne Erfolg.

Von 19 Paralysen verliessen 4 Fälle geheilt, 5 sehr gebessert, 9 gebessert und nur einer ohne Erfolg Teplitz.

Von 25 Paresen, welche theils die obern, theils die untern Extremitäten betrafen, gingen 7 geheilt, einer sehr gebessert und 17 gebessert ab. Einen sehr günstigen Erfolg erzielte ich nach zweimaliger Badekur bei einer Paresis beider untern Extremitäten, welche als Folge einer Schussverletzung des ersten Lendenwirbels zurückgeblieben war. Auffallend war hierbei die sehr bedeutende Verminderung der Sensibilität, welche bereits nach dem ersten Kurgebrauche vollständig schwand.

Fistulöse Knochengeschwüre.

Die fistulösen Knochengeschwüre, welche nach Schussfracturen zurückbleiben, widerstehen öfters dem Heilungsprocesse sehr lange Zeit. Selbst wenn die Geschwüre auf dem besten Wege der Vernarbung begriffen scheinen, stellte sich neuerdings ohne jegliche Veranlassung eine Verschlimmerung ein, die Theile beginnen zu schwellen, überwuchernde Granulationen zeigen sich an den Fistelöffnungen, die Eiterabsonderung wird dünnflüssiger und es bilden sich dabei gewöhnlich auch neue Oeffnungen. Sobald man beim Sondiren der Fistelgänge noch auf den Knochen stösst, steht immer, selbst unter den sonst gelindesten Erscheinungen, eine neuerliche Verschlimmerung in Aussicht. Von einem dauernden Vernarbungsprocesse kann erst dann die Rede sein, wenn die letzten necrosirten Knochenstückchen entfernt sind. In dieser Beziehung sind die Schussfracturen der Hüftknochen und der Schulterblätter die ungünstigsten. Ich hatte Kranke von dieser Art in Behandlung, welche 7—8 Fistelgänge zeigten. Zwei bis drei Jahre nach der Verwundung wurden oft nochmals energische chirurgische Eingriffe nothwendig. Eine zwei- bis dreimalige Wiederholung der Badekur bewirkte auch bei derartigen Fällen nicht selten günstige Heilerfolge. Von 38 fistulösen Knochengeschwüren wurden 15 sehr gebessert mit Aussicht auf vollkommene Heilung, 17 gebessert und 6 ohne Erfolg in die Heimath zurückgesendet.

Ein preussischer Unterofficier war durch einen Streifschuss 6 Cm. unter der Spina tibiae rechts verletzt worden, ohne dass dabei der Knochen selbst getroffen wurde. Die Verwundung schien ihm anfangs so leicht, dass er damit einige Tage herumging. Plötzlich schwoll unter heftigen bohrenden Schmerzen der ganze rechte Unterschenkel an, die Haut röthete sich und war heiss anzufühlen. Später trat Eiterung ein und die Haut wurde an mehreren Stellen längs des Verlaufes der Tibia durchbrochen und es wurden mehrere kleine Knochenstückchen ausgestossen. Bei seinem Anlangen in Teplitz zeigten sich 7 fistulöse Geschwüre der Tibia entlang bis hart zum Fussgelenke herab, welche sämmtlich beim Sondiren bis auf den rauhen Knochen führten. Das Gehen wurde nur mit Krücken möglich, auch hatten sich in der letztern Zeit wieder sehr lebhafte Schmerzen eingestellt. Eine Badekur von 8 und eine zweite von 6 Wochen Dauer führte, nachdem eine bedeutende Menge kleiner Knochenstückchen sich losgestossen hatten, zu einem solchen Besserungsgrade, dass die Bewegungen der Extremität in keiner Weise behindert waren. Die Krücken wurden schon nach der ersten Badekur abgelegt. Eine kleine Oeffnung, die oberhalb des Fussgelenks, ohne jedoch dieses zu behindern, zurückgeblieben war und bei der Sondirung keinen kranken Knochen mehr erkennen liess, gab der sichern Hoffnung Raum, dass auch sie in kürzester Frist bei etwas Schonung sich schliessen werde.

Neuralgien.

Ziemlich häufig kamen nach Schussverletzungen mit und ohne Fractur, auch nothwendig gewordenen Amputationen und Resectionen, Neuralgien zur Behandlung. Als Ursachen derselben erschienen beständige Reizungen der Nerven durch scharfkantige Knochenstückchen und Projectilreste, Exsudate in der Nähe der Nervenbahnen, dann das Eingezogensein einzelner Nervenfasern in das stramme und unelastische Narbengewebe, vielleicht auch, besonders bei Amputationen, die eigenthümliche Art des Vernarbungsprocesses der durchschnittenen Nervenstämme selbst. Man findet bei genauer Untersuchung der Amputationsstümpfe öfter kleine Körperchen, welche bei der leisesten Berührung theils heftige Schmerzen, theils starke und länger andauernde Zuckungen in den betreffenden Theilen verursachen.

Viele Kranke klagten über heftige Schmerzen in einzelnen Fingern und Zehen, nachdem sie die obern und untern Extremitäten bereits mehrere Jahre schon durch Amputation verloren hatten. Die Empfindlichkeit war oft so bedeutend, dass auch nur sehr lose anliegende Kleidungsstücke nicht vertragen wurden. Was nützten unter diesen Umständen die mitgebrachten künstlichen Extremitäten und Stelzfüsse, das Tragen derselben wurde unter diesen Verhältnissen zur Unmöglichkeit. Durch die bald mehr bald weniger heftig auftretenden Schmerzen, welche blitzartig die ergriffenen Glieder durchzuckten, wurde den Kranken der Schlaf geraubt, sie kamen oft sehr leidend und abgemagert zu unsern Heilquellen. In der Regel und in einem verhältnissmässig kurzen Zeitraum sah ich Neuralgien des heftigsten Grades zu Teplitz schwinden, nachdem vorher oft monatelang die verschiedenartigsten Mittel und Kurmethoden fruchtlos in Anwendung gezogen worden waren.

Bei einigen Fällen hatte sich vielleicht eine chronische Neuritis nach der Verwundung herausgebildet, welche selbst nach der vollkommenen Schliessung der Wunde auch als Ursache der Neuralgie gelten durfte. Was die oben erwähnten Knötchen anbelangt, so sah ich dieselben immer schwinden, wenn die Besserung oder Heilung eintrat. Der Amputationsstumpf konnte dann nach allen Seiten untersucht und gedrückt werden, ohne dass Zuckungen oder Schmerzen in demselben sich einstellten, sicherlich ein hochwichtiger Umstand, weil hierdurch der Kranke in die Lage versetzt wurde, ein künstliches Bein oder einen Stelzfuss ohne Beschwerden zu tragen.

Im Königl. preuss. Militär-Bade-Institute wurde ein Mann verpflegt, welchem beide untern Extremitäten nach Schussfracturen abgenommen worden waren. Die künstlichen Beine halfen ihm wenig, er vermochte dieselben trotz der besten Polsterung oft kaum $1/4$ Stunde zu tragen, dann musste er sie wegen eintretender Schmerzen den ganzen übrigen Tag weglassen. Nach nur 6wöchentlicher Badekur war es ihm möglich, stundenlang mit seinen künstlichen Beinen umher zu gehen, ohne nur die geringsten Schmerzen zu empfinden. Von 161 Neuralgien, welche theils die obern, theils die untern Extremitäten betrafen, wurden 57 geheilt, 36 sehr gebessert mit Aussicht auf eine mehr oder weniger vollkommene Heilung, 55 gebessert und nur 13 ohne Erfolg entlassen.

Zum Schlusse will ich noch einige Worte über das Heilverfahren erwähnen, welches bei den einzelnen Krankheitsformen in Anwendung kam.

Bei Pseudoanchylosen, Neuralgien, eingezogenen Narben und Contracturen der Zehen-, Finger-, Fuss- und Kniegelenke leisteten ausser den Mineralwasserbädern, Localmoorbäder und Moorüberschläge, sowie das Massiren stets ausgezeichnete Dienste. Die localen Moorbäder und Moorüberschläge wurden zu höheren Temperaturgraden 32 bis 34° R. verabreicht. Bei einzelnen Fällen wurde zugleich auch die Electricität mit Vortheil in Anwendung gezogen.

Die Douchebäder und Moorsitzbäder bewährten sich ganz vorzüglich bei Paralysen und Paresen, auch war hier häufiger noch als bei den vorerwähnten Krankheitsfällen die Electricität am richtigen Platze. Durch dieses adjuvirende mächtig erregende Mittel wurde bei vielen Fällen die Heilung sehr gefördert und die günstigsten Erfolge in verhältnissmässig kurzer Zeit erzielt.

Leider wurde die Anwendung dieses Agens manchmal

gar nicht vertragen, obwohl eine Ursache hierfür nicht ermittelt werden konnte.

Es ist oft nicht leicht, den geeigneten Zeitpunkt für die Applicirung des electrischen Stromes herauszufinden, man muss nur eben den Versuch machen, aber ja nicht zu consequent dabei ausharren wollen, wenn ersichtlich wurde, dass der Kranke dieses Mittel nicht verträgt.

Bei manchen Kranken hatte man vor der Badekur die Electricität nicht anwenden können und während der Badekur leistete sie die besten Dienste, in manchem Falle erwies sie sich wieder sehr wirksam als Nachkur.

Wird Electricität überhaupt vertragen, so wird dadurch der Erfolg des Bädergebrauchs sehr gefördert und es resultiren dann durch dieses combinirte Kurverfahren in viel kürzerer Frist als ohne sie sehr überraschende Heilungen.

An der sich an diesen Vortrag anschliessenden Discussion betheiligen sich ausser dem Vorsitzenden noch die Herren Kisch, Seiche und Berg.

Herr **Hertzka** (Carlsbad):

Ueber Leukoplakia (Psoriasis) lingualis.

Meine Herren! Als ich vor einigen Jahren nach Carlsbad kam, hatte ich gewiss keinen Gedanken, dass ich in die Lage kommen könnte, je über Psoriasis linguae sprechen oder gar von einem Erfolge bei dem genannten Leiden durch eine Carlsbader Kur Mittheilung machen zu können. Ich habe von meinem hochverehrten Lehrer und Meister Hebra stets zu hören Gelegenheit gehabt, dass die sogenannte Psoriasis linguae id est Zungenplaques — denn bekanntlich anerkennt Hebra eine Psoriasis der Schleimhaut nicht — ein sicheres Symptom von Lues ist und bis zum Jahre 1877 auch nie Gelegenheit gehabt ein anderes aetiologisches Moment dafür zu finden.

Wenn ich nun zum Gegenstande meines heutigen Vortrags dieses Leiden wählte, so geschieht dies, theils in Anbetracht der ziemlichen Seltenheit der Erkrankung und des überraschenden Erfolges durch Carlsbad, theils, weil bisher in der Therapie der Psoriasis oder nach Schwimmer Leukoplakia linguae Karlsbads bis nun gar keiner Erwähnung geschieht.

Sowohl das Zungenepithel als auch die Mundhöhlenschleimhaut bilden häufig den Sitz krankhafter Veränderungen, von denen einzelne zwar ihre Lieblingsstellen haben, andere wieder an allen Partien vorkommen. Speciell an der Zunge unterscheiden wir:

1) Entzündungen, 2) Geschwülste, 3) pathologische Belege der Zunge und andere mannigfaltige pathologische Umwandlungen.

Zu den Entzündungen gehören:

a) Glossitis u. z. die oberflächliche oder Mucosa und die Profunda oder Parenchymatosa, je nachdem sie die Schleimhaut oder die Muskelbündel und das dieselben vereinigende Bindegewebe befällt.

b) Glossanthrax, eine rasch tödtlich verlaufende Glossitis durch Uebertragung von Milzbrandgift.

c) Glossitis mercurialis mit dem Charakter der Mucosa (oberflächlich).

d) Glossitis metastatica in Folge von Typhus, septicämischen Processen, Variola, Puerperalfieber etc.

e) Glossitis papillaris ist nur eine, besonders bei hysterischen Frauen auftretende circumscripte Schleimhautentzündung; es schwellen die pp. vallatae schmerzhaft an, gehen jedoch wieder spontan zurück.

Unter den 2) Geschwülsten der Zunge kommen sowohl gut- als bösartige Neubildungen vor:

a) die gutartigen sind oft angeboren; zu ihnen gehören die Varicositäten, Teleangiectasien, kleine Aneurysmen, ferner einfache Warzen (meist isolirt), Cysten, Fibrome, Lipome, Papilloma, Gummaknoten etc.;

b) häufiger als die gutartigen ist der Epithelialkrebs (siehe O. Weber in Pitha-Billroth), der schon im frühen Lebensalter auftritt; bekannt ist ja der von Schuh mitgetheilte Fall bei einem 22jährigen Manne;

c) ausser dem Krebse sind noch die tuberculösen Geschwüre zu erwähnen (siehe Nedopil: Ueber die Psoriasis der Zungen- und Mundschleimhaut. Langenbeck's Archiv für klin. Chirurgie, XX. Bd., II. Heft).

Die Differentialdiagnose dürfte wohl kaum Schwierigkeiten unterliegen; höchstens könnte ein Gumma Schwierigkeiten bereiten; doch auch hier werden das Auffinden sonstiger syphilitischer Symptome, das Fehlen von Schmerzhaftigkeit, die Beschaffenheit des Geschwürs und endlich die mikroskopische Untersuchung selbst die Differentialdiagnose erleichtern.

Für uns erregen die 3) pathologischen Zungenbelege das meiste Interesse. Die neuere pathologisch-anatomische Richtung (Kölliker, Würzburger Verhandlungen 151 II; Piorry, über die Krankheiten des Darmkanals 1846; Miquel, Prag. Vierteljahrschr. 1850 IV; Förster, spec. pathol. Anat., II. Aufl., pag. 38; Bamberger, Krankheiten des chylopoet. Systems, II. Aufl.) nimmt den Zungenbelag als einen rein localen Vorgang an im Gegensatze zur Meinung der alten Aerzte, welche in dem Aussehen der Zunge ein Spiegelbild der Zustände des Magens fanden. So glaubte man eine rothe trockene Zunge sei ein Zeichen von Entzündung der Magenschleimhaut, ein schleimiger oder gelblicher (irrthümlich für gallig gehaltener) Belag bedeute auch dort einen ähnlichen Zustand. Broussais, der sogar einzelne Theile der Zunge mit gewissen Abschnitten des Darmkanals in semiotischen Rapport brachte, trieb diese Ansicht auf die Spitze. Piorry (Ueber die Krankheiten des Darmkanals. Uebersetzt von Krupp, Leipzig 1864) trat der Erste gegen diese Ansichten auf und beruhen nach ihm die Veränderungen der Zungenoberfläche grösstentheils auf localen Vorgängen. Schwimmer hält dafür, dass sich Magenkatarrh sehr häufig mit Mundkatarrh vergesellschaftet, andere Forscher jedoch wie Kölliker, Förster u. A. theilen die Ansicht Piorry's. v. Bamberger hält es ebenfalls für irrig von der Beschaffenheit der Zungenoberfläche einen Schluss auf jene der Magen- und Darmschleimhaut zu machen. Bamberger giebt jedoch zu, dass dann und wann der Katarrh der Gastro-Intestinalschleimhaut sich bis auf die Schleimhaut der Mundhöhle fortpflanzt und dann steht allerdings der Zungenbelag zu der gastrischen Affection in einem gewissen Bezuge und dieser Ansicht schliesse auch ich mich an. Im normalen Zustande ist der Rand der Zunge gleichmässig abgerundet, die Spitze und der nächstgelegene Rand rosa, mit röthlichen Punkten der Pap. fungiformes getüpfelt und der normale Zungenbelag zart, hellrosa. Wird der Zungenbelag dicker, so erscheint er weiss, gelblichweiss. Icterus macht den Zungenbelag gelb, ebenso Kranke mit Verdauungsstörungen, ohne dass es gelänge, Gallenfarbstoffe nachzuweisen. Die farbigen Getränke und Nahrungsmittel lassen nur kurze Zeit Spuren im gesunden Organismus zurück; bei acuten fieberhaften Krankheiten, wo Trockenheit der Zunge eintritt, bei Typhus, Pneumonie etc. bleibt die Zunge tagelang braunroth, selbst schwarz gefärbt. Da rührt, wie Bamberger lehrt, die schwarze Färbung auch noch von den oberflächlichen Blutungen her, indem die vertrocknende Schichte bei den Zungenbewegungen die epitheliale Decke der papill. filiformes gewaltsam loszerrt. Charakteristisch ist noch das Aussehen der Zunge bei Scarlatina und Typhus. Bei Scarlatina gewinnt die Zunge das Aussehen der Erdbeerzunge; bei Typhus findet man im Anfang an der Zungenspitze ein Dreieck, welches roth und trocken ist, im Gegensatze zur übrigen weissbelegten Partie.

Der Zungenbelag ist nicht immer gleichmässig dick; man findet oft einzelne circumscripte weissliche Linien oder Inseln, die Vogel Pityriasis linguae nennt, bedingt durch eine stärkere Auflage von Epithel in Folge Reizes einer scharfen cariösen Zahnkante. Bei chronischen Magenkranken wieder ist oft die Zunge ganz feucht, glatt und roth und ähnelt dann der übrigen Mundschleimhaut.

Die Krankheitsform, welche den Gegenstand dieses Vortrags bildet, ist nun eine Affection, welche bisher von der Mehrzahl der Aerzte viel zu wenig gewürdigt wurde und daher rührt es, dass sie von den wenigen Forschern und Beobachtern, deren Aufmerksamkeit sie nicht entgangen, so verschiedenartig beurtheilt und aufgefasst wurde, wie dies schon aus den so verschiedenartigen Benennungen hervorgeht; freilich liegt die Ursache davon darin, dass die Forscher meist die pathologische Umwandlung an der Zunge identisch hielten mit Vorgängen auf der allgemeinen Decke und demnach die Bezeichnung des Hautleidens auf das der Schleimhaut übertrugen, umsomehr, als das dem äusseren Anschein nach ähnliche Krankheitsbild oft bei ein und demselben Individuum zu gleicher Zeit sowohl Haut als Schleimhaut befiel.

Bis zum Anfange dieses Jahrhunderts finden wir nur sehr Weniges über dieses Leiden bei den verschiedenen Autoren verzeichnet. Wohl erwähnen 1835 Rayer und Alibert einer der Ichthyosis gleichenden Erkrankung an der Zungenschleimhaut, doch geben sie keine weitere Beschreibung des Leidens.

Der erste war Samuel Plumbe, welcher im Practical treatise of the diseases of the skin, London 1837, eine milchweisse schwielenartige oberflächliche Verdickung der Zungenoberfläche unter dem Namen: Ichthyosis ausführlich beschreibt. Dann wurde bis 1851 über diese Erkrankungen Nichts veröffentlicht. 1858 beschreibt Ullmann unter dem Namen Tylosis linguae im Bayr. ärztl. Intelligenzblatt eine Zungenerkrankung und vergleicht das Aussehen der Zunge mit einer mit Höllenstein stark geätzten Wundfläche. 1862 schreibt Neligan im Dublin quaterly Journal über ein Carcinoma l., das mit der Umwandlung der Zungenschleimhaut in eine dicke weisse Decke begann. (Pat. meinte vom Rauchen.) Bazin (Leçons theoretiques et cliniques sur les affections cutanées, Paris 1868), der ebenso wie Plumbe die Vergleiche mit den gleichnamigen Affectionen an der Haut lieferte, führte den Namen Psoriasis ein, der bis jetzt der gebräuchlichste blieb, und den unser so tüchtiger Syphilodolog, mein hochverehrter Lehrer von Sigmund (Aerztl. Bericht aus dem Wiener allgem. Krankenhause. 1863.) als den besten bezeichnet, da die Haupterscheinung da wie dort das Abschuppen ist. Auch Kaposi acceptirt diese Bezeichnung sogar in erweitertem Sinne, bezeichnet jedoch in seiner so schönen Arbeit: Die Syphilis der Schleimhaut der Mund-, Rachen-, Nasen- und Kehlkopfhöhle. Erlangen 1866, diese Schleimhautaffection als „ausschliessliche Production der Syphilis“, unbeschadet dessen, dass Hunter schon solcher Erkrankungen der Schleimhaut erwähnt und darauf aufmerksam machte, dass man nicht alles für Syphilis halten darf, was auf den ersten Anschein für selbe imponirt. Noch klarer spricht sich ein Commentator seines Werkes, Babington, aus. Er betrachtet diese Schleimhautaffection als eine begleitende Erscheinung der Psoriasis cutis und leitet selbe auch von analogen Momenten ab; ja, er widerlegt ausführlichst die Annahme, dass diese Affection sich oft mit Syphilis vergesellschaftet, durch die Angabe, dass dies in der Minderzahl der Fälle vorkommt, in der weitaus grösseren Zahl derselben ist dies jedoch nicht wahrzunehmen und meint er sogar, dass eine antisyphilitische Behandlung nur eine Verschlimmerung des Leidens herbeiführen könnte. Er empfiehlt daher lieber die saure Beschaffenheit des Magensecretes zu neutralisiren, als gegen das vermeintliche syphilitische Virus einzuschreiten.

1851 schrieb Möller in der Deutschen Klinik No. 26 über einige weniger bekannte Krankheiten der Zunge. Eine derselben, die er chronische Excoriationen nennt, sah er in 6 Fällen, dieses Leiden war jedesmal langwierig und wollte trotz mehrfach angewandter Medication nicht schwinden. Ein anderer deutscher Arzt, Henoch, giebt im Supplementband zu Cannstadt's spec. Pathol. und Therapie, Erlangen 1854, ebenfalls seine Erfahrungen über ein ihm fremd erschienenes Zungenleiden bekannt, doch schenkte man diesen kurzen Angaben keine weitere Beachtung, und hielten beide die Affection als eine rein idiopathische Erkrankung.

Sanitäts-Rath Brückner in Ludwigslust, der sich im Vorjahre brieflich an mich wandte und mir einen Fall mittheilte mit der Anfrage, ob derselbe zu der von mir beobachteten Sorte von Fällen passt, acceptirte die Bezeichnung Leukoplakia. Der Fall betraf ein 54jähriges Fräulein, an welcher Symptome von Lues nie wahrgenommen wurden und B. der sicheren Ueberzeugung ist, dass Syphilis ausgeschlossen werden kann. B. glaubt als Ursache Anämie und Darmkatarrh annehmen zu müssen.

Es empfahl sich vor Allem diese so verschiedenartigen Bezeichnungen durch eine allgemeine zu ersetzen, umsomehr, da die bisher gebräuchlichen weder histologisch noch klinisch als richtig angesehen werden dürfen. Schwimmer schlug den Namen Leukoplakia vor und halte ich diese Benennung als eine sehr zutreffende. Sie besteht zuerst aus umschriebenen dunkelrothen hyperämischen Flecken und da diese Veränderungen analog dem exsudativen Erythem der allgemeinen Decke erscheinen, könnte man dieses Stadium mit dem Namen erythematosum bezeichnen. So lange das Epithel intact ist, sind sie meist ganz schmerzlos. Es ist demnach eine Hyperämie (Blutüberfüllung) in den tieferen Epithelschichten, aus welcher sich dann durch Exsudation eine papillare Erkrankung (Gewebsverdichtung) herausbildet. In der Tiefe der Mucosa aber findet ein Infiltrationsprocess statt, durch welchen sich die rothen Flecke allmählig verlieren; es tritt eine Verfärbung erst bläulich, dann intensiver und endlich gräulichweiss ein und somit das 2. Stadium der Erkrankung, welche so viel Aehnlichkeit mit der Syphilis darbietet. Diese weisse Färbung entsteht durch Aufeinanderlagerung von Epithelschichten. Später kommt es zu Continuitätsstörungen in den kranken Auflagerungen, es kommt zu Einrissen, Sprüngen (Rhagaden) und zu Erosionen und Geschwürchen, welche gewöhnlich in der Tiefe der Spalten der Mucosa sitzen, jedoch nie so in die Tiefe greifen, wie bei durch Syphilis veranlassten. Die Papillen der Zunge sind anfangs geschwellt, hervorragend, später jedoch werden sie durch die zunehmende Verdickung der Epithellagen überwuchert und gehen in dem Erkrankungsprocess vollständig unter.

Die Zunge als solche unterliegt keiner Volumsveränderung, da die Erkrankung nicht das Muskelgewebe mit ergreift. Die Plaques selbst fühlen sich härtlicher, rauher, resistenter an, als die normalen Stellen. Allgemein wird angenommen, dass die Plaques über den Zungenrand hinaus nicht gehen. Doch fand ich bei einer Patientin die Plaques auf der untern Zungenfläche verbreitet.

Sie finden sich noch auf der Wangen- und Lippenschleimhaut in Form von Flecken, breiten Streifen und Platten und sind da der Ausdruck von Schleimhautaffectionen; sie sind meist in Verbindung mit der Erkrankung der Zunge und zumeist als die spätere Affection. —

Was die Symptome weiters anbelangt, so leidet

a) in erster Linie die Gefühlsempfindung beim Essen gewürzter Speisen, beim Rauchen, besonders so lange die des Epithels beraubten Stellen keine frische Decke bekommen. Am meisten leiden die Pat., sobald Risse, Sprünge und Verschwärungen hinzutreten. Das junggebildete Epithel löst sich leicht wieder ab, hat sich jedoch einmal eine ziemlich dicke Epithelialschichte gebildet, so leiden die Pat. wenig und dann kommt es vor, dass sie indolent werden und sich der weiteren Behandlung entziehen.

b) Ein constantes Symptom ist noch die Speichelabsonderung und klagen solche Patienten besonders über die Absonderung bei Nacht während des Schlafes.

c) Die Geschmacksempfindung ist meist gar nicht alterirt, wie dies Versuche mit gestossenem Zucker, Salz und Pfeffer ergeben.

Was die Aetiologie betrifft, so theilte Buzenet in seiner Inauguraldissertation (Le chancre de la bouche. Paris 1858) zwei Beobachtungen mit, welche bei starken Tabakrauchern ohne jegliche vorhergehende syphilitische Erkrankung sich entwickelten und nennt sie Plaques des fumeurs (Raucherzunge); Engländer, wie Clarke, Hulke (British medical Journal. 1874), nehmen an, dass sie stets mit Krebs endige, was jedoch Nedopil in einer trefflichen Arbeit (Ueber die Psoriasis der Zunge und Mundschleimhaut und deren Verhältnisse zum Carcinom. Langenbeck's Archiv f. klin. Chir. XX. Bd. II. H.) entschieden negirt. Hebra und Kaposi (Syph. der Haut und Schleimhäute. Wien 1875) erklären die Affection für ausschliesslich syphilitischer Natur und für ein untrügliches Charakteristikon. Gegen diese Anschauung erklären sich neuere Forschungen von Debove (le psoriasis buccal 1873), Schwimmer (Separatabdruck aus Vierteljahrsschr. f. Dermat. und Syph. Wien 1878), Nedopil. Debove schreibt, wie

Ullmann, dem Tabak einen grösseren Einfluss zu. Nedopil theilt 15 Fälle mit und darunter 11, wo aus Psoriasis l. sich Krebs entwickelte; als ätiologisches Moment ergab sich in 2 Fällen mässiges, in 8 Fällen starkes Rauchen. Nur ein Pat. war Tabakkauer.

Die Art des Rauchens — ob Cigarre, Cigarette oder Pfeife — ist dabei ganz gleichgültig, da ja nicht die im Speichel sich ansammelnden Tabakbestandtheile, sondern die Producte der trockenen Destillation, der Verbrennung reizend wirken. Prof. Ludwig fand im Tabakrauche ausser Kohlensäure und essigsaurem Ammoniak noch entschieden Carbolsäure. Alle reizen gleichmässig Haut und Schleimhäute. Nedopil schreibt jedoch das Leiden nicht ausschliesslich dem Rauchen zu, obwohl er glaubt, dass bei selten oder gar nicht rauchenden Damen das genannte Leiden nicht vorkomme — sondern setzt noch eine gewisse Prädisposition voraus, wie sie z. B. arthritische Individuen darbieten. Schwimmer theilt in seiner tüchtigen Arbeit mehrere Fälle mit, wo bloss Verdaungsstörungen ohne nachweisbare Syphilis als Ursache der Erkrankung angenommen werden können und darunter 2, die auch von mir beobachtet wurden. Zu erwähnen wäre noch, dass Prof. Seegen an der Zunge von Diabetikern ebenfalls derartige Veränderungen beobachtete, was meine Ansicht zu bestärken scheint, dass dieses Leiden durch Ernährungsstörungen erzeugt werden könne. Ich habe früher der Beobachtungen deutscher Aerzte erwähnt und war daher sehr überrascht, als mein verehrter Lehrer und Meister, Prof. Billroth bei Besprechung der Zungenplaques, sagte, dass er sich nicht erinnere, in Berlin und Zürich von einem derartigen Falle gehört noch weniger einen solchen gesehen zu haben und meint, die Erkrankung werde in Wien häufig beobachtet, aber meist bei aus Ungarn und den Donaufürstenthümern zugereisten Männern. Ueberhaupt sei dies Leiden bei Männern viel häufiger, was auch im Allgemeinen richtig ist. Mein erster Fall ist demnach in dreifacher Beziehung interessant: er betrifft eine Dame, bei welcher von Syphilis keine Idee und Spur und deren Geburt und Wohnort Berlin ist.

Frl. B. S., Volksschullehrerin, ledig, 22 Jahre alt, leidet seit drei Jahren in Folge einer heftigen Gemüths-Alteration an Dyspepsie, Cardialgie und Anämie; die beiden ersteren Leiden sind, wie dies ihr Herr Ordinarius Dr. Emil Kalischer richtig bemerkte, muthmasslich Folge der Anämie und beruhen wohl auf Catarrh und Nervenaffection. Appetit und Heisshunger abwechselnd, jedoch rasch gesättigt; Pat. verträgt keine warme Speise, erbricht das Genossene wieder, ohne geringste Blutspur. Pat. mittelgross, von gracilem Knochen- und Körperbau, blass und sehr herabgekommen. Haut trocken, schlaff und wie die Schleimhäute blass anämisch. Panniculus adiposus geschwunden, Lungen, Herz normal, Herzstoss schwach, leichte Blutgeräusche; Nonnengeräusch ist jedoch nicht zu hören. Leber normal; Magen leicht ausgedehnt, schmerzhaft; bei längerem Drucke jedoch vermindert sich diese Empfindung. Stuhl unregelmässig, meist verstopft; Menstruation sehr schwach. Bei näherer Betrachtung der Zungenoberfläche findet man ziemlich grosse Stellen ihres Epithels beraubt, und zwar längs des rechten Randes; am grössten ist die Insel am mittleren und hinteren Drittheil bis zu den Papillae vallatae. Ferner ist eine kleine Stelle am linken Rande vorn und eine grössere in der Mitte der Zunge. Die Papillen geröthet, deutlich hervortretend, besonders vorne gegen die Zungenspitze zu. Auch die papillae circumvallatae sind vergrössert, haben die Grösse kleiner Linsen. Geschmack nicht verändert. Bereits nach 3wöchentlichem Curgebrauch war die Zunge reiner, die Plaques meist geschwunden. Gegen Ende der 3. Woche bekam Pat. nach dem Gebrauche eines Moorbades angeblich solch grossen Appetit, dass sie sich etwas Schinken holen liess. Derselbe soll jedoch hart und nicht ganz frisch gewesen sein, sie bekam heftige Magenschmerzen und am nächsten Tage zeigten sich wieder die Inseln. Pat. hütete sich von nun ab einen Diätfehler zu begehen, die Zunge wurde bald wieder reiner, blos rechts am Rande und in der Mitte noch Residuen wahrnehmbar. In der 5. Woche liess ich mit dem Trinken aufhören; die Zunge war beinahe ganz rein; die Papillen jedoch hervorragend und am rechten Rande vorne waren papillare Wucherungen, spitzen Warzen ähnlich, welche zusammengehäuft mit ihren Spitzen gegen einen Mittelpunkt zu sahen, also gegen oben schmäler wurden. Das Aussehen und das Allgemeinbefinden war ein viel besseres, der Appetit und die Verdauung beinahe normal; die Stuhlentleerung regelmässiger. Die Kranke nahm noch einige Moorbäder und verliess den Curort trotz einer Gewichtsabnahme (41 Kilo gegen $42^1/_2$ Kilo bei ihrer Ankunft) bedeutend gebessert. Im März sah ich die Kranke in Berlin und habe sie kaum wieder erkannt; sie war voller und stark geworden, die Zunge war ganz rein, die papillaren Wucherungen geschwunden, nur an der Spitze waren einzelne Papillen geröthet. Dass Pat. bedeutend an Gewicht zugenommen, versteht sich nach dem Gesagten von selbst. Jetzt, nach $2^1/_2$ Jahren, befindet sich Patientin sehr wohl und die Zunge stets rein.

2. L. K., 48 Jahre alt, von schwächlicher Constitution, anämisch, klagt, dass er häufig Magencatarrhen unterworfen, und dass sich seit 1872 auf seiner Zunge weisse Flecken zeigen, welche mit seinem Magenzustande im Zusammenhange zu stehen scheinen, indem er bemerkte, dass mit der Verschlimmerung seines Magenübels auch die Affection an der Zungenschleimhaut sich verschlimmerte und vice versa. Pat. seit 1861 verheirathet, Vater dreier blühender Kinder, war nie syphilitisch, früher jedoch starker Raucher.

Pat. gebrauchte bereits vor Jahren in Pest eine Carlsbader und in Kissingen eine Trinkkur, war 1876 in Szliac's gewesen, wo seine Anämie und sein Magenleiden sich auffallend gebessert hatten und in Folge dessen die Flecke an der Zunge ganz schwanden.

Der Zustand kehrte theilweise in den nächsten Jahren zurück, jedoch in keinem Vergleiche zu früher.

Jetzt, wo ich dieses schreibe (Jänner 1879) befindet sich Pat. mit seinem Magen ausnehmend gut, seine Gesichtsfarbe ist eine gute und factisch ist auch seine Zungen und Wangenschleimhaut eine beinahe normale.

3. H. L., 44 Jahre alt, schwächlicher Constitution, sehr

anämisch klagt über Magencatarrh, habituelle Stuhlverstopfung, besonders aber über sehr lästige Blähungen. Pat. ist sehr nervös, und wird von Migräne, häufig auch von asthmatischen Beschwerden geplagt. Pat. war starker Raucher, hatte jedoch vor mehr als 20 Jahren ein „Geschwür am Gliede", welches angeblich von keinen Folgeerscheinungen begleitet war. Der Fall ist demnach nicht rein. Lunge, Herz normal, ebenso Leber, Tympanites. Die Zungenoberfläche zeigt bläulich weisse rundliche Flecke, besonders zu beiden Seiten der Raphe. Das Epithel da verdickt, in einzelnen Fetzen hängend. Einen solchen abgelösten Fetzen legte ich unters Mikroskop, konnte jedoch ausser verdicktem Epithel nichts nachweisen. Die Zungenränder mit zahlreichen Narben, Einrissen, und buchtigen Einzackungen versehen. Pat. gebrauchte die Kur in Carlsbad durch 4 Wochen, sein Magenkatarrh und oben benannte Beschwerden besserten sich, die Zungenaffection jedoch nur wenig; der starken Anämie halber ging er nach Franzensbad, wo er sich bald sehr wohl fühlte, und wo die Zungenflecke ebenfalls zu schwinden begannen. Pat. befindet sich jetzt Jänner 1879 sehr wohl, seine Anämie und obgenannten Beschwerden sind bedeutend gebessert und auch die Zungenoberfläche ist unvergleichlich reiner. Ich muss jedoch hinzufügen, dass Pat. seit einiger Zeit die Schleimhautplaques local behandeln (touchiren) lässt, es lässt sich jedoch nicht verkennen, dass Carlsbad und Franzensbad sehr wohltätig wirkten.

Die Kenntniss eines 4. Falles, habe ich der Güte des Herrn Dr. B. Abeles in Budapest zu verdanken. Er betrifft eine junge Dame von kräftiger Constitution, die an leichtem chronischem Darmcatarrh zu leiden pflegt. Pat. 30 Jahre alt, Mutter dreier blühender Kinder, welche sie selbst stillte, ist sonst ganz gesund. Die Zungenoberfläche zeigt 4—5 rundliche weisse Plaques, welche jedoch gar keine Unannehmlichkeiten verursachen, und auch nicht Gegenstand einer Behandlung sind. Sie mögen schon längere Zeit bestehen; eine Zeitungsnotiz über Zungenkrebs, der sich aus einer beim Couvertbefeuchten entstandenden Verletzung entwickelt haben soll, veranlasste Pat. ihre Zunge im Spiegel zu betrachten und führte so zur Entdeckung. Es scheint hier ein Zusammenhang mit der Magen- und Darmschleimhaut zu bestehen.

Dieser Fall beweist so recht augenscheinlich, wie das erste Auftreten, sowie die ursprüngliche Entwickelung der Erkrankung der gewöhnlichen Aufmerksamkeit der Kranken und auch des Arztes vollkommen zu entgehen pflegt, da sie meist ohne irgend welche örtliche Störung und ohne jede subjective Symptome bestehen.

Was die Actiologie dieses Leidens anbelangt, so ersehen wir, dass ausser dem oben erwähnten (das Rauchen, Syphilis, die Prädisposition, wie sie z. B. arthritische Individuen darbieten) noch den Magen und Darmkatarrhen ein entschiedener Einfluss zuzuerkennen ist, wie dies Fall I und IV beweisen.

Meiner Meinung nach dürfte in der Actiologie dieses Zungenleidens ferner die Anämie und der gestörte Nerveneinfluss, sowie mit einem Worte das ganze Gebiet der allgemeinen Ernährungsstörungen — und ich zähle auch den Diabetes hierher — eine keineswegs kleine Rolle spielen.

Dieser ätiologischen Momente wurde noch nirgends gedacht und ich glaube darauf aufmerksam machen zu sollen, denn ich halte mich überzeugt, dass bei diesem Leiden den erwähnten ätiologischen Momenten eine grosse Bedeutung zukömmt. Ausserdem glaube ich aus diesen Fällen bereits folgern zu können, dass in Carlsbad, Franzensbad und Szliács blos diejenigen Erscheinungen zurückgehen, deren Ursache in der Magen- und Darmschleimhaut und in der reinen Anämie zu suchen ist; wo jedoch die Zungenaffection mit Syphilis zusammenhängt, da kann von den genannten Kurorten ein vollständiger Erfolg nicht erwartet werden.

Wir wissen jedoch, dass gegen die Leukoplakia seu Psoriasis linguae die antisyphilitischen Mittel ebenfalls nichts nützen, ja, wie Babington sagte, sogar eine Verschlimmerung des Leidens herbeiführen könnten und ich folgere vielleicht nicht mit Unrecht daraus, dass die Ursache dieser Plaques nicht so sehr in der Syphilis als vielmehr in der durch die Syphilis gesetzten Anämie zu suchen ist. Deshalb wirkt noch Franzensbad oder der Gebrauch der Moorbäder in Carlsbad, wo die Carlsbader Trinkkur allein keinen Erfolg mehr aufweist. Von den eisenhaltigen Wassern ist aber darum keine vollständige Heilung zu erwarten, weil wir es eben mit einer Anämie zu thun haben, welche durch die noch im Organismus vorhandene Syphilis bedingt ist. Wo dies nicht der Fall, sondern wo wir es mit reiner Anämie und deren Folgezuständen zu thun haben, dort wird auch eine Carlsbader Kur, verbunden mit dem Gebrauche von Moorbädern vollständigen Erfolg erzielen, wie dies Fall 1 beweist.

Discussion.

Herr Hamburger: So dankbar ich auch dem verehrten Collegen aus Carlsbad für die höchst interessanten Mittheilungen bin, so muss ich mir doch gestatten, einige Thatsachen anzuführen, mit denen seine Ausführungen nicht ganz im Einklang zu stehen scheinen. Ich hatte vor einigen Jahren durch Zufall Gelegenheit, eine Kranke mit dieser Affection zu behandeln. Seit der Zeit hat sich meine Aufmerksamkeit auf diese Affection gelenkt und ich muss sagen, dass sie garnicht so selten ist. Ich habe ziemlich häufig Gelegenheit gehabt sie zu sehen und zwar immer nur in Fällen, wo Syphilis vorangegangen war. Ich muss noch bemerken, dass Caposi und Hebra diese Krankheiten wohl als untrennbar von Syphilis betrachten, jedoch nicht der Ansicht sind, dass diese Krankheit selbst Syphilis bedeute, denn es ist Thatsache, dass eine antisyphilitische Kur gegen diese Affection garnichts nützt. Sie kommt vor bei Menschen, die einmal Syphilis gehabt haben, aber sonst ganz gesund sind, gesunde Kinder erzeugen und gar keine weiteren Symptome von Syphilis darbieten. Ferner hat sie noch das Eigenthümliche, dass sie nach meinen Erfahrungen wohl unheilbar oder wenigstens doch schwer heilbar genannt werden kann. Eine unfehlbare, aber doch nur palliative Behandlung ist das Touchiren dieser Plaques mit Argentum nitricum. Dann verschwinden dieselben vollständig, aber nach Wochen oder manchmal auch erst nach Monaten kommt die Affection wieder. Ich kann mich nicht zu dem Glauben entschliessen, obwohl ich den Erfahrungen des Herrn Hertzka nicht widersprechen will, dass Anämie eine Ursache dieses Leidens bildet, denn ich habe es nur bei anämischen Personen gesehen, die vorher syphilitisch waren. Ich glaube auch nicht, dass eine einfache antianämische Behandlung etwas nützen würde, denn bei Anämie, die auf Syphilis beruht, lässt überhaupt das Eisen gewöhnlich im Stich.

Herr Seemann: Meine Herren! Was die Aetiologie dieser Krankheit betrifft, so muss ich dem Herrn Vortragenden beistimmen, dass durchaus nicht immer Syphilis als Ursache anzusehen ist. Vor etwa 5 Jahren sah ich zum ersten Male einen solchen Fall und gestehe, dass ich lange Zeit in der Diagnose schwankend war. Der Gedanke, dass es Syphilis sei, lag nahe, aber ich war fest überzeugt, dass der Patient niemals syphilitisch gewesen. Ausserdem ist es schon etwas bedenklich, wenn eine antisyphilitische Kur bei einem Leiden, welches ganz bestimmt mit Syphilis zusammenhängt, absolut ohne jeden Erfolg bleiben soll. Das kommt ja sonst bei syphilitischen Erscheinungen nicht vor. Sowie ein Leiden da ist, das mit Syphilis sicherlich in Zusammenhang steht, wird eine antisyphilitische Kur immer mehr oder weniger eine Besserung herbeiführen. Also schon der Umstand, dass eine antisyphilitische Kur absolut ohne jeden Einfluss bleibt, nimmt schon sehr gegen die Anschauung ein, dass Syphilis jedes Mal die Ursache sei. Selbstverständlich wird Carlsbad, was die Therapie betrifft, nur in den wenigen Fällen von Bedeutung sein, wo in der That ein Leiden des Magens damit in Verbindung steht, vielleicht auch als ursächliches Moment dient. Indess war in den drei Fällen, die ich im Ganzen beobachtet habe, niemals eine Verdauungsstörung vorhanden, niemals irgend etwas, was auch nur im entferntesten darauf hinwies, dass eine Anämie oder sonst etwas Aehnliches als Ursache anzusehen sei. Nur Reize, welche die Mundschleimhaut treffen, speciell das Rauchen, habe ich stets als Ursache annehmen müssen. Trotzdem war ein bedeutender Einfluss auf die Erkrankung von dem Weglassen des Rauchens nicht zu sehen. Das wesentlichste Mittel, das ich von Erfolg begleitet gesehen habe, war Touchirung mit einer schwachen Sublimatlösung und zwar war das eine so schwache Lösung, dass von Quecksilbereinwirkung nicht die Rede sein konnte.

Herr Rohden (Oeynhausen): Ich habe einen Kranken seit einigen Jahren in Behandlung, bei dem entschieden dieselben Symptome vorhanden sind, die College Hertzka uns geschildert hat. Es ist aber nie Syphilis vorangegangen; das weiss ich mit Sicherheit, weil der Fall einen Herrn aus meiner Verwandtschaft betrifft, der mir sicher die Wahrheit gesagt hätte. Auch das Rauchen kann ich nicht beschuldigen, denn der Mann hat vielleicht täglich nur eine Cigarre geraucht. In diesem Falle ist entschieden Zusammenhang mit Darmcatarrh da und das Interessante ist, dass der Darmcatarrh — der Mann ist in Carlsbad gewesen — fast vollständig beseitigt worden ist, so dass nur hin und wieder noch kleine Anfälle vorkommen, während die Symptome der Leukoplakia sich bis jetzt gar nicht gebessert haben. Es ist chlorsaures Kali, Touchiren mit Argentum nitricum, Sublimatlösung angewendet worden, aber Alles vergebens. Das einzige Mittel, das der Herr selbst erprobt hat, sind Einspritzungen mit Carlsbader Wasser; diese haben ihm entschieden Linderung verschafft und die Schmerzen, die er beim Essen und beim Trinken von Wein u. s. w. empfindet, bedeutend gemildert. Ich möchte den Collegen Hertzka fragen, ob keine Sectionsberichte darüber vorhanden sind, ob ein Zusammenhang zwischen dem Magen, der Darmaffection und der Mundaffection besteht?

Herr Fellner: Die Frage, ob die in Rede stehende Krankheit nur infolge der Syphilis entstehen oder ob sie auf der Grundlage eines andern ätiologischen Moments auftreten kann, ist von so grosser Wichtigkeit, dass ich mich verpflichtet fühle, ebenfalls eines Falles zu erwähnen, den ich vor zwei Jahren zu beobachten Gelegenheit hatte. Ich erinnere mich dunkel, dass ich auch schon früher ähnliche Fälle beobachtet, aber von dem damals giltigen Grundsatze ausgehend, dass diese Erscheinungen nur infolge von Syphilis vorkommen, habe ich ihnen in der Folge weniger Aufmerksamkeit geschenkt. Nach dem sehr interessanten Aufsatze, der von Dr. Schwimmer in Pest vor einigen Jahren erschien, habe ich dieser Krankheit meine volle Aufmerksamkeit wieder zugewendet. Vor zwei Jahren bekam ich eine Dame in Behandlung, die durch den Verlust von drei Kindern trübsinnig geworden war; gleichzeitig traten bei ihr dyspeptische Erscheinungen ein. Die Frau, die früher sehr kräftig und blühend aussah, magerte ab, wurde blass, anämisch und in hohem Grade nervös. Ausserdem wiess sie die Erscheinungen der Stomatitis auf, die schon längere Zeit angehalten haben sollen. Aus einem Briefe, den mir die Kranke überbrachte, entnahm ich, dass es sich um einen Fall von sog. Leukoplakia lingualis handle. Vorausgegangen waren Touchirungen mit Argentum nitricum und Ausspülungen mit Chlorkali. Ich habe die Dame Franzensbader Brunnen trinken lassen, die Ausspülungen fortgesetzt und starke Spülbäder gebrauchen lassen und ich muss tagen, mit der Zunahme ihrer Kräfte, mit dem Schwinden der dyspepsischen und anämischen Erscheinungen, wurde auch dieses locale Leiden besser, und als sie nach 6 — 7 Wochen der so gebrauchten Cur Franzensbad verliess, war auch nicht eine Spur dieses Leidens mehr vorhanden. Ich hatte Gelegenheit, die Dame voriges Jahr und auch in diesem Jahre wiederzusehen und gegenwärtig ist gar nichts mehr von der Leukoplakia wahrnehmbar. Bemerken muss ich noch, dass die Affection hier in der Mitte der Zunge sass, während man sonst, wenn sie am Rande gesessen hätte, vielleicht irgend ein mechanisches Moment, z. B. scharfe Zähne oder hervorragende Zahnecken hätte beschuldigen können. In diesem Falle muss man einzig und allein die dyspeptischen Erscheinungen, vielleicht auch nach der Annahme des Herrn Hertzka, die anämischen Erscheinungen beschuldigen. Syphilis konnte mit Entschiedenheit ausgeschlossen werden.

Herr Hertzka: Bezüglich dessen, was Herr Hamburger gesagt hat, beziehe ich mich auf das, was Hebra und Caposi in ihrem Werke: „Syphilis der Haut und Schleimhäute" ausgesprochen haben, welches im Jahre 1875, wenn ich nicht irre, in Wien erschienen ist und worin

Caposi den Ausdruck gebraucht, dass die Leukoplakia lingualis ausschliesslich ein Produkt der Syphilis sei. Gegen diesen Ausspruch habe ich mich gewendet, da ich in Carlsbad vor drei Jahren zum ersten Male Gelegenheit hatte, eine Patientin zu beobachten, bei der es nicht Syphilis war, wie ich annehmen musste, da das Leiden in Carlsbad ohne antisyphilitische Behandlung durch blossen Gebrauch des Carlsbader Wassers zum Trinken und von Moorbädern total geschwunden ist, und bekanntlich syphilitische Leiden in Carlsbad niemals schwinden. Dass Herr Hamburger nur solche Fälle von vorhergegangener Syphilis gesehen hat, will ich nicht bezweifeln. Es ist ja sehr wahrscheinlich, dass man solche Fälle oft zu sehen Gelegenheit hat, welche ausschliesslich auf syphilitische Ursachen zurückzuführen sind. Ich habe auch nicht geleugnet, dass Syphilis eine der Hauptursachen dieses Leidens sei, wohl aber habe ich mich verpflichtet gefühlt, die Aufmerksamkeit der Collegen auf diese Fälle zu lenken, um darzuthun, dass auch andere ätiologische Momente noch mitsprechen und dass es nicht ausschliesslich Syphilis ist, durch welche dieses Leiden hervorgerufen wird. Auf die Anfrage des Collegen Rohden, ob Sectionsbefunde vorhanden sind, muss ich leider mit Nein! antworten. Noch möchte ich erwähnen, dass ich auf meiner Reise durch Ungarn mit mehreren Collegen in Szegedin und Grosswardein gesprochen, welche mir Fälle bei Kindern mittheilten, die sie ebenfalls für nicht syphilitisch erklärten und die sie zurückführen mussten auf Darmcatarrhe, welche bei schwächeren Kindern schon seit der Geburt bestanden. Ich habe diese Fälle nicht erwähnt, weil ich selbst sie zu sehen nicht Gelegenheit hatte und mir also kein richtiges Urtheil darüber zusteht; aber ich erwähne es jetzt, da eben davon die Rede war, dass Darmcatarrhe sehr häufig die Ursache dieses Leidens sind und dass es auch bei Kindern von nicht-syphilitischen Eltern auftritt.

Herr Baginski: Die von Herrn Hertzka beschriebene Krankheitsform ist bei Kindern nicht selten. Man sieht auf der Zunge rothe Stellen, die Papillen hypertrophirt, hervortretend und daran angrenzende mit weissen, dicken Epithelmassen belegte Stellen, so dass die Zunge ein landkartenartiges Aussehen bekommt. Von Syphilis ist bei einer grossen Reihe dieser Kinder gar keine Rede. Auf der andern Seite ist ja gar nicht daran zu zweifeln, dass eine grosse Anzahl dieser Kinder nicht kräftig ernährt ist, so dass dyspeptische Erscheinungen dabei häufig vorkommen. Ich kann aber auch nicht sagen, dass die Krankheit den Kindern besonders beschwerlich wird, z. B. dass etwa bei Säuglingen das Saugen sehr erschwert sei. Ich habe deshalb auch keine Gelegenheit genommen, therapeutisch gegen das Uebel einzuschreiten, sondern habe mehr oder weniger den Prozess seinen eigenen Weg gehen lassen.

Herr Kisch: Leukoplakia lingualis ist in den Kurorten, welche ihr Material hauptsächlich aus Osten bekommen, keine zu seltene Erscheinung, und ich muss gestehen, dass ich aus meiner Erfahrung ganz entschieden den ätiologischen Momenten, welche Herr Hertzka angeführt hat, beistimmen muss. In sehr vielen, ja in den meisten Fällen lässt sich Syphilis nachweisen, in manchen Fällen aber entschieden zurückweisen. Es ist sehr häufig ein ätiologischer Zusammenhang mit Erkrankungen der Digestionsorgane, noch häufiger mit localen Reizungen der Mundschleimhaut durch Rauchen vorhanden. Einen Zusammenhang mit Anämie habe ich allerdings niemals gefunden; im Gegentheil betreffen meine Fälle Patienten, die vollsäftig waren. Vielleicht liegt das aber auch an dem Umstande, dass ich gerade in Marienbad diese Krankheit zu beobachten Gelegenheit hatte.

Herr **Liebreich** (Berlin):

Ueber Ozon.

Meine Herren! Ich werde mir nur einige Worte erlauben, welche einen Gegenstand betreffen, von dem vielfach in neuster Zeit die Rede gewesen ist und da ich aufgefordert bin, mich über diesen Gegenstand zu äussern, so benutze ich diese Gelegenheit hierzu.

Schon in der vorigen Balneologen-Versammlung hatte ich Ihnen mitgetheilt, dass es gewisse Stoffe giebt, bekannte und unbekannte, die in kleinen Quantitäten eine grosse Rolle in der Natur spielen, dass man aber nicht umgekehrt den Schluss machen darf, dass alle diejenigen Substanzen, welche in kleinen Quantitäten vorkommen, eine grosse Bedeutung haben. Wir wissen, dass es dem Ozon als chemischer Substanz ursprünglich sehr schlecht ergangen ist. — Die Chemiker haben anfänglich die Existenz des Ozon geleugnet und später unterschätzt. Erst durch die experimentellen Untersuchungen Schönbein's und seiner Nachfolger ist dem Ozon die gebührende Stelle unter den chemischen Substanzen zugewiesen worden. Das Schicksal des Ozons in der Chemie wird sich voraussichtlich nicht in der Therapie wiederholen, denn wir haben es hier von vornherein mit einer gut gekannten Substanz zu thun und kennen die Wirkungen, welche Ozon auf den Organismus ausübt. Wir besitzen eine dem Ozon ausserordentlich ähnliche und verwandte Substanz, das Wasserstoffhyperoxyd, welches früher zu denjenigen Substanzen gehörte, welche zwar in Büchern und gelehrten Abhandlungen erwähnt und aufgeführt wurden, aber in Substanz nur von sehr wenigen Gelehrten gesehen waren. Wir verdanken es nicht wissenschaftlichen Bestrebungen, dass dasselbe zur allgemeinen Kenntniss gekommen ist, sondern einfachen kosmetischen Versuchen. Das Wasserstoffhyperoxyd ist ursprünglich lediglich zu dem Zwecke in grösseren Quantitäten fabricirt worden, um schwarze Haare blond zu färben und durch diese Technik, die nun eingeleitet wurde, ist es uns erst möglich geworden, mit Wasserstoffhyperoxyd in grösserem Massstabe zu experimentiren. Wir wissen, dass dasselbe ganz eigenthümliche Eigenschaften besitzt, conservirende und destruirende. Ich habe bei einer andern Gelegenheit gesagt, dass man z. B. Milch sehr lange mit Wasserstoffhyperoxyd conserviren kann, ohne dass eine Zersetzung eintritt, und dass andererseits Blut das Wasserstoffhyperoxyd sofort zerlegt. Wenn man in ein Weinglas Wasserstoffhyperoxyd bringt und einen Theelöffel Blut hinzufügt, so schäumt es wie Champagner über und zwar nicht von Kohlensäure, sondern von einfachem Sauerstoffgas. Nun lag es natürlich nicht sehr fern, diese Versuche auch am thierischen Organismus zu wiederholen. Ich habe an unserem Institut damals Herrn Dr. Schwerin mit diesen Untersuchungen betraut und gleichzeitig hat selbständig Herr Dr. Guttmann diese Versuche an Thieren vorgenommen und es ergaben sich die ausserordentlich interessanten Resultate, dass die Zersetzung im thierischen Organismus gerade so vor sich geht, wie ausserhalb, da ein Theil des Wasserstoffhyperoxyd zur Resorption kommt. — Ich muss sagen, es ist einer der überraschendsten experimentellen pharmakologischen Versuche, die man anstellen kann. Wenn Sie einem Thier Wasserstoffhyperoxyd einspritzen, so wird in dem Unterhautzellgewebe natürlich eine Zerlegung stattfinden und das Thier bläht sich dem entsprechend auf; es entsteht ein locales Emphysem und zwar durch den sich entbindenden Sauerstoff hervorgerufen. Man kann bei kleinen Quantitäten nur dieses Resultat und keine allgemeine

Wirkung erzielen. — Wenn man aber dem Thier sehr grosse Quantitäten continuirlich einspritzt, so kommen gewisse Quantitäten zur Resorption. Man sollte voraussetzen, dass, da man eine Substanz eingespritzt hat, welche dem Blute Sauerstoff zuführt, das Thier sich in einem ausserordentlich behaglichen Zustande befinden müsste, ähnlich als wenn man ein Thier in eine Sauerstoffathmosphäre hineinbringt. Das ist aber das Characteristische bei allen Ernährungsvorgängen, dass die Substanzen nicht an sich vortheilhaft für den Organismus sind, sondern nur an der richtigen Stelle und so sehen wir, dass diese Lebensluft, entstanden durch eine Substanz, die von den Geweben resorbirt wird, für den Organismus Gift ist. Das Thier fällt todt hin und wenn Sie die Section machen, so finden Sie beim Aufschneiden die Venen ganz hellroth und überall in dem Blut vertheilt Blasen von Sauerstoff. Das Blut nimmt den Sauerstoff nicht auf; es kann zwar an Ort und Stelle etwas resorbirt werden, aber ein Blutkügelchen producirt durch Zerlegung des Wasserstoffhyperoxyds mehr Sauerstoff als es braucht; die Gefässe verstopfen sich und das Thier geht an Gefässverstopfung, Erstickung zu Grunde, während es einen Ueberschuss des Sauerstoffs besitzt, der, von den Lungen aufgenommen, wohlthätig wäre. Sie sehen also, dass das Wasserstoffhyperoxyd und der durch dasselbe producirte Sauerstoff innerlich für das Thier gar nicht zu verwerthen ist. Durch diese Versuche sind die Hoffnungen, welche man an die therapeutische Verwerthung des Wasserstoffhyperoxyds geknüpft hat, zerstört. Es ist nicht möglich, dem Organismus mehr zu verwerthenden Sauerstoff durch diesen so reichlich Lebensluft producirenden Stoff beizubringen.

Ganz ähnlich verhält es sich mit dem Ozon, nur mit dem Unterschiede, dass diejenigen, welche es angewendet haben, eigentlich von vornherein nicht experimentell vorgegangen sind und dass die Therapie von Thatsachen wimmelt, welche den geradezu naturwissenschaftlichen Anschauungen vom Ozon entgegenstehen. Der erste Fehler beginnt damit, dass man überhaupt Ozonmessungen vornimmt und veröffentlicht und dass einzelne Balneologen von einer ozonreichen Luft sprechen und einen besonderen Werth darauf legen. Es hat mich immer gewundert, dass sich nicht Jemand gefunden hat, welcher gegen solche Dinge ankämpfte, die das Publikum zum Unglauben und Aberglauben verführen müssen.

Was soll das heissen: „ozonreiche Luft?" Wir wissen nicht, was ozonreich und ozonarm ist, weil wir nicht das Ozon messen können und es sind die Bestrebungen verwechselt mit dem Können. Wir wissen, dass das Ozon sich gerade so verhält, wie jede andere oxydirende Substanz. Jodkalium kann — was ja allgemein bekannt ist — mit Stärkekleister angerührt werden, dann erhält man weissen Jodkaliumstärkekleister. Wenn wir Löschpapier damit tränken, so haben wir weisses Reagenz-Papier; wenn wir dieses in ein oxydirendes Wasser hineintauchen, sei es Chlor, salpetrige Säure oder irgend etwas, so wird das Jod in Freiheit gesetzt und, wie bekannt, färbt sich die Stärke blau, indem sich Jod und Stärke molekular anlagern. Diese Erscheinungen rufen alle oxydirenden Substanzen hervor und das ist ein elementarer Versuch, den jeder Anfänger im Laboratorium machen kann. Was hat es für Bedeutung, wenn auf dem Rathhausthurm irgend einer Stadt Ozonpapier aufgehängt wird, um die Bläuung zu beobachten? Es ist nur nöthig, dass aus einem Fabrikschornstein etwas mehr Chlordampf kommt und die Stadt freut sich über den grossen Ozongehalt der Luft. (Heiterkeit.)

Ich sage, dass überhaupt Ozonmessungen an Orten, wo man nicht genau die Zusammensetzung der Atmosphäre kennt, vollkommen unrichtig sind.

Eine andere Thatsache ist die, dass man von einer Skala spricht. Wenn man von einer Farbenskala spricht, so stellt man sich etwas Exaktes vor. Wenn ich Jodkalistärkepapier in gewissen Abtönungen mache, 1 pro mille, $^{1}/_{2}$ pro mille, $^{3}/_{4}$ pro mille und diese neben einander aufhänge, dann wird natürlich dasjenige Papier am stärksten gefärbt, welches am meisten Jod abscheiden kann und man hat auf diese verschiedenen Grade Werth gelegt. Nun stellen Sie sich vor, meine

Herren, dass es irgend jemandem einfiele, in einen Fluss eine grössere Quantität von Ferro-cyankalium hinein zu werfen und dann den Gehalt an Ferro-cyankalium dadurch messen wollte, dass er an einer bestimmten Stelle ein Papier eintaucht, welches mit Eisenlösung getränkt ist. — (Dieses färbt sich mit gelbem Blutlaugenholz blau.) — Aus dem Grade der Blaufärbung kann man aber keine Anschauung gewinnen von der Concentration der Blutlaugensalz-Lösung, da die Färbung abhängig ist von der Menge Wasser, welche mit dem Papier in Berührung gekommen ist. Es handelt sich also um die Stromgeschwindigkeit, welche nicht bekannt ist. Jodkaliumstärkepapier, in einer ruhigen Atmosphäre aufgehängt, kann einen sehr reichen Ozongehalt haben und das Papier färbt sich doch sehr wenig blau und wenn Sie einen sehr starken Luftstrom am Papier vorbeileiten, welcher einen viel geringeren Gehalt von Ozon hat, so wird sich das Papier doch viel intensiver blau färben. Also Sie sehen, dass aus dem Blaufärben gar kein practisches Resultat gewonnen werden kann.

Ich will Ihnen also damit anführen, dass diese Beobachtungen gleich Null sind, dass sie gar keinen Werth haben können, weil wir nicht wissen, wieviel Luft in einer Zeiteinheit das Papier passirt hat.

Nun ist eine andere Frage die: kann das Ozon therapeutische Wirkungen ausüben, und diese Frage ist in dem Sinne, wie sie jetzt betrachtet ist, vollkommen ablehnend zu beantworten. Das Ozon nimmt seinem Volumen nach denselben Raum ein wie Sauerstoff. Also, meine Herren, wenn Sie sich vorstellen, ich habe ein gewisses Quantum Luft, welches 32 Gewichtstheile Sauerstoff enthält, dann enthält ein gleiches Volumen Ozon 48 Gewichtstheile. Wer diese einfache Thatsache liest und gar nichts von Physiologie versteht, wird einem Arzt sagen können: das muss doch eigentlich ein ausgezeichnetes Mittel sein, um Sauerstoff in die Blutbahn hineinzubringen, denn wenn ich einathme, so habe ich in dem eingeathmeten Gewicht $^1/_3$ Sauerstoff mehr als in der normalen Luft. Das würde in der That richtig sein, wenn das Ozon sich zum Sauerstoff in seinen äussern Eigenschaften gleich verhielte. Das Ozon ist aber ein vollkommen labiler Körper, welcher bei Contact mit Gewebsflüssigkeit sich sofort zerlegt, indem sich Sauerstoff abspaltet. Dieser freie Sauerstoff ist in dem Status nascendi, er oxydirt sehr schnell und er wirkt nur, wenn er an Ort und Stelle äusserlich auf das Gewebe kommt, gar nicht anders, als wenn wir verdünntes Chlor oder ein anderes oxydirendes Mittel anwenden. Wenn wir also Ozon einathmen — und ich setze voraus, dass wir es wirklich haben — so wird in der Mundschleimhaut, in der Trachea das Ozon vollkommen zerlegt, es wirkt irritirend, und Sie können beobachten, dass concentrirte Quantitäten von Ozon dieselben Reizerscheinungen hervorbringen, wie Chlor. Wie kann man also, wenn man von einer Substanz genau weiss, dass Sie auf dem ersten Wege zerstört wird, annehmen, dass sie eine therapeutische Wirkung ausübe? Es giebt bis jetzt kein Mittel, wodurch wir Ozon in die Blutbahn hineinbekommen, d. h., wenn wir Ozon in die Blutbahn hineinbekämen, so würde dasselbe geschehen, wie wenn wir Wasserstoffhyperoxyd aufnehmen; es würde sich Sauerstoff abspalten, es würde Sauerstoffbläschen bilden, welche der Athmung hindernd in den Weg treten. Es wird nun behauptet, dass das Blut ozonisire und dass das Blut Ozon enthalte. Wenn ich aus einer Substanz Ozon entwickeln kann, so bin ich noch nicht zu dem Schluss berechtigt, dass es für die Existenz dieser Substanz nothwendig ist. Ueberall wo Sauerstoff gebraucht wird, sehen wir eine ozonisirende Thätigkeit. Wir finden deshalb dass Ozon ein Product der Fäulniss ist, wir finden — und das ist eine bekannte Thatsache — dass, wo Fäulniss eintritt, Ozon vorhanden ist.

Ich habe nur in ganz kurzen Worten diese wenigen Thatsachen anführen wollen, dass wir von einer Messung des Ozons nichts wissen und dass, wenn es resorbirt wird, es auf dem ersten Wege zerstört wird und deshalb an eine therapeutische Wirkung nicht zu denken ist. Es ist selbstverständlich, dass ich in eine Discussion über etwaige erfolgreiche Wirkung des Ozons in der Therapie nicht eingehen kann. Ich schliesse damit, meine Herren. (Lebhaftes Bravo!)

Discussion.

Herr Lender: Die Verwendung der Jodkaliumpapiere ist keine Messung, sondern nur eine Schätzung und dem berühmten Baseler Chemiker Schönbein zu verdanken. Dieselben sind wegen ihrer grossen Empfindlichkeit sehr brauchbar, um zu bestimmen, ob die Luft eines bestimmten Ortes oxydirende Kraft hat oder nicht und welchen Schwankungen diese Kraft unterworfen ist. — Allein bei Trockenheit der Luft reagiren sie nicht und wenn auch im Freien nie die Luft völlig trocken ist, so ist es doch ein Uebelstand, dass die quest. Papiere bei hoher relativer Feuchtigkeit besser als bei niedriger reagiren. — Die Thalliumpapiere sind frei von diesem Vorwurfe, allein sie sind weit weniger empfindlich und erheblich theurer; man wird daher in Zukunft sich sicher beider Papiere bedienen je nach dem Zwecke, den man im Auge hat. Den Jodkaliumpapieren verdanken wir bereits wichtige Thatsachen, z. B. dass durch Verdunstung von Wasser, zumal von Salzwasser, Ozongas entsteht und dass daher die Meeres- und Gradirluft die ständigste oxydirende Kraft hat u. s. w. — Dass faulender Seetang Ozongas producirt, bestreite ich, im Gegentheil, er zerstört einen Theil des durch Verdunstung des salzigen Meerwassers entstandenen Ozongases, wie jeder Fäulnissvorgang. — Uebrigens habe ich auf der Casseler Naturforscher-Versammlung ein Verfahren angegeben, das atmosphärische Ozon exact quantitativ zu messen mit Zugrundelegung der seit 1870 datirenden Mohr'schen Methode, Ozon quantitativ zu bestimmen.

Was die therapeutische Anwendung des Ozons betrifft, so darf man nicht mit Sauerstoff arbeiten, der 10 Procent Ozongas enthält, — dieser zerstört die Blutscheiben — sondern man inhalire Sauerstoff mit 1 Procent und man wird bei nicht zu grossen Gaben sehr leicht die Wirkungen auf Schlaf, Appetit, Fieber etc. constatiren können. In jedem Falle, meine Herren, rathe ich, prüfen Sie selbst und lassen Sie sich durch chemische Erwägungen von dieser Prüfung nicht abhalten. Wenn ich auch gern zugebe, dass ich die Wirkung des Ozongases bedeutend überschätzt habe und keines unserer Medicamente entbehren möchte, so möchte ich doch auch das Gas um keinen Preis missen, welches im Verein mit dem Sauerstoff das einzige Mittel ist, das Fieber zu mindern, ohne den Eiweisszerfall zu vermehren.

Herr Liebreich: In den angeführten Bemerkungen des Herrn Lender ist durchaus keine Widerlegung meiner Behauptung, dass man Ozon quantitativ nicht messen könne, enthalten. Dass man qualitativ die Schönbein'sche Methode benutzen kann, hat noch Niemand bezweifelt. Was die therapeutische Vermuthung des Herrn Lender betrifft, so ist dieselbe bisher noch von keiner competenten Seite bestätigt worden und kann ich die von Herrn Lender angeführten Resultate als beweiskräftig nicht anerkennen.

Herr Ewald: Meine Herren! Ich brauche wohl kaum zu bemerken, dass ich in Bezug auf die von Herrn Liebreich vorgetragenen Thatsachen und Ansichten durchaus mit ihm übereinstimme. Auch ich habe seit langer Zeit die Ansicht, dass das Ozon in irgend einer Weise fördernd auf den Stoffwechsel wirke, für eine mehr oder weniger naive gehalten. Ich möchte nur auf zwei Punkte noch aufmerksam machen. Einmal, was das Vorkommen von Ozon im Blute selbst betrifft, so ist noch niemals von einem Physiologen im Blut Ozon nachgewiesen worden. Weder die Versuche von Pokrowsky noch die von Pflüger, noch die von mir selbst angestellten Versuche, Blut unter Luftabschluss aufzufangen, zu entgasen und das dabei entstandene Gas auf seinen Ozongehalt zu prüfen, haben auch nur Spuren von Ozon im Blute ergeben. Es ist also die Behauptung vom Eindringen von Ozon ins Blut eine durchaus unbewiesene. Zweitens aber wissen wir aus physiologischen Erfahrungen, dass das Blut so viel Sauerstoff aufnimmt, bis es einen gewissen Sättigungsgrad erreicht hat, ganz gleichgültig wieviel Sauerstoff in der umgebenden Atmosphäre vorhanden ist. Wenn das Blut sich unter guten physiologischen Verhältnissen befindet, wenn wir eine reguläre und normale Menge von Blutkörpern haben, so greifen sich dieselben aus dem ihnen umgebenden Menstruum Sauerstoff heraus, und es kommt gar nicht darauf an, dass wir ein Plus von Sauerstoff in der Luft haben, noch viel weniger ein solches von Ozon. Es kommt nur darauf an, dass der Sauerstoff der Luft nicht unter ein Minimum sinkt und dass das Blut die Fähigkeit besitzt, den ihm zukommenden Sauerstoff aus der Luft aufzunehmen.

Die Frage nach dem Ozongehalt der Luft ist immerhin eine wissenschaftlich ausserordentlich interessante, und die Versuche, welche darauf gerichtet sind, den Ozongehalt der Luft zu messen, haben gewiss ihre sehr bedeutungsvolle Aufgabe und ihren sehr grossen Werth, aber sie sind für unsere ärztlichen Zwecke meiner Meinung nach mehr oder weniger irrelevant. Die grossen therapeutischen Erfolge, welche unbestreitbar da vorhanden sind, wo Individuen mit geschwächten Respirationsorganen in sogenannter guter Luft leben — die ja auch einmal einen grossen Ozongehalt haben kann — beruhen auf ganz anderen Thatsachen, haben aber mit dem Ozongehalt der Luft, meiner Meinung nach, ebensowenig zu thun, wie die Respirationsthätigkeit dadurch erleichtert oder erhöht wird — will ich lieber sagen — wenn man Jemanden reinen

Sauerstoff athmen lässt. Thiere, welche man in reinen Sauerstoff bringt, athmen genau ebenso, wie wenn man sie in eine Mischung von Stickstoff, Sauerstoff und Kohlensäure bringt; im Gegentheil, die Versuche von Paul Bert haben bewiesen, dass der Sauerstoff, sobald er eine höhere Spannung annimmt, geradezu toxisch wirkt, dass also, wie Herr Liebreich dargelegt hat, ein sonst gut wirkender Stoff unter Umständen alle Eigenschaften eines Giftes erhalten kann.

Herr v. Liebig: Ich will nur noch eine Thatsache hervorheben, die noch nicht erwähnt und die vielleicht nur übersehen worden ist, die aber für die Beurtheilung der physiologischen Wirkung eine grosse Wichtigkeit besitzt. Der schottische Physiker Anderson hat vor einigen Jahren eine Arbeit über das Ozon veröffentlicht, die in Poggendorf's Annalen übersetzt ist, und in welcher auch Versuche von mehreren Aerzten an Thieren mitgetheilt werden. Sie haben das Ozon durch Electricität dargestellt und dieses Ozon, dessen Quantität sie bestimmt haben, haben sie in Vermischung mit Sauerstoff durch einen Behälter geleitet, worin die Thiere sassen. Die Thiere starben unter krampfhaften Erscheinungen und hatten danach schwarzes Blut. Mir war das sehr auffallend, weil die Todesart, wie sie in den Versuchen mit stark verdichtetem Sauerstoff, von Bert geschildtert wird, fast ganz ähnliche Erscheinungen zeigte. Das Ozon scheint also doch, wenn es die Thiere in einer bestimmten Menge, die allerdings an sich sehr klein war, einathmeten, recht gefährliche Wirkungen gehabt zu haben, indem die Thiere daran zu Grunde gingen.

Herr **Lender** spricht über das Thema:

Ist eine der Ursachen apoplectischer Anfälle physikalischer oder chemischer Natur?

Ein Astronom und Meteorologe glaubte in dem raschen Herabgehen des Barometers eine Ursache von Hirn- und Schlagfluss gefunden zu haben, weil er der Ansicht war, dass Sauerstoff und Kohlensäure in Blut und Säften physikalisch gelöst seien; allein sie sind chemisch gebunden und so war es nicht wahrscheinlich, dass ein Fallen des Barometers um 40—50 Millimeter selbst dann Hirnschlag hervorrufe, wenn die Blutgefässe brüchig geworden sind. Dreizehn bayrische Stationen sowie viele Gegenden in Preussen hatten am vergangenen 5. December sehr niedrige Barometerstände. Eine statistisch-medicinische Untersuchung hat aber das Resultat ergeben, dass damit kein hervorragendes Auftreten von Schlagflüssen verbunden war. Ebensowenig hat die Wärme des Sommers einen nachweisbaren Einfluss auf die Erzeugung dieses Zustandes. Wohl aber glaubt Redner auf drei verschiedene chemische Körper aufmerksam machen zu sollen, von denen man eine Herbeiführung der

Apoplexie möglichenfalls erwarten könne. Nicotin macht vielleicht, oxydable Körper mit Fäulnissorganismen höchst wahrscheinlich, zu starke diätetische Zufuhr von Kohlensäure sicher Schlagfluss; letztere Patienten haben kalte feuchte Hände ohne Milzanscwellung; diejenigen, deren Blut durch oxydable Körper verunreinigt ist, haben kalte und feuchte Hände, sowie Milzanschwellung. Die letzteren sind geneigt zu serösen Ergüssen ins Auge, in die Gelenke und ins Gehirn; man kann sie durch freie Luft und Chinin herstellen und schützen. Der Vortragende stellt einen solchen Fall, der vor 12 Jahren eine Dame betraf, vor.

Herr **Hamburger** (Franzensbad):

Ueber den persönlichen Verkehr zwischen Hausarzt und Badearzt.

H. erinnert, dass auf Wunsch der vorjährigen Versammlung das Thema auf die Tagesordnung der heutigen Sitzung gestellt wurde. Es wäre seine Aufgabe zu untersuchen, ob ein persönlicher Verkehr zwischen Badearzt und Hausarzt überhaupt nothwendig und auf welche Weise eventuell derselbe herzustellen sei. H. findet die Nothwendigkeit vorwiegend begründet in dem Interesse der Kranken, der Badeärzte und der Wissenschaft. In ersterer Beziehung verweist er auf die Vortheile, die schon aus dem brieflichen Verkehr entstehen, obwohl die Briefe, die die Kranken mitbekommen, zuweilen nicht das enthalten, was gerade für den Badearzt am meisten erwünscht wäre, nämlich Details über den Kranken, zu deren Erkenntniss man nicht so leicht durch Beobachtung gelangen könne. Im persönlichen Verkehr wäre es dem Badearzt leicht, sich ein richtiges Bild von dem Kranken zu verschaffen, was von wohlthätigem Einfluss auf die Verordnungen für die Kranken wäre. Anderseits sei es eine Thatsache, dass die Badeärzte sehr häufig in kurzer Zeit das volle Vertrauen ihrer Kranken gewännen. H. motivirt diese Erscheinung damit, dass die Kranken im Kurort unter ganz anderen Verhältnissen leben, dass sie im steten Verkehr mit ihren Leidensgenossen, die alle dieselben Klagen haben, sich mehr wie sonst mit sich selbst beschäftigen und von der alleinigen Sorge für das Gelingen ihrer Kur in Anspruch genommen, den Arzt zum Mittelpunkt ihres Denkens machen, und sich mit jeder Sorge an den Arzt wenden, der gleichzeitig auch ihr einziger Freund ist, an den sie empfohlen wurden und dem sie schon durch die Empfehlung ihres Arztes ein gewisses Vertrauen a priori entgegenbringen. Nach seiner Erfahrung, die gewiss von anderen Collegen auch häufig gemacht wurde, hätten die Badeärzte dadurch, dass sie das volle Vertrauen der Kranken besitzen, häufig Gelegenheit, Beobachtungen zu machen, die den Hausärzten im Interesse der Kranken mitzutheilen wären. Doch gäbe es viele Dinge, die sich dem Papier nicht gut anvertrauen lassen, auch fehle es den Badeärzten an Zeit zu einer solchen Correspondenz. Redner verweist auf die mannichfachen Differenzen, die zwischen Hausarzt und Badearzt leicht dadurch entstehen, dass die Kranken über Verordnungen der Badeärzte berichten, ohne dieselben beurtheilen zu können; solche Differenzen entständen meistens aus Missverständnissen, die sich nur im persönlichen Verkehr leicht beseitigen lassen, da man sonst häufig gar nicht in die Lage kommt, von solchen Missverständnissen Kenntniss zu haben. Eine häufige Veranlassung zu solchen Missverständnissen sei der Umstand, dass Verordnungen der Hausärzte, welche gar nicht für die Kurzeit bestimmt waren, vom Badearzt für die Kurzeit ausser Kraft gesetzt werden, was von den Kranken nicht immer in richtiger Weise ausgelegt wird. Für die Balneotherapie sei es von grossem Interesse, dass der Hausarzt mit dem Badearzt in Verkehr bleibe, da es gar häufig nicht möglich sei, eine Krankengeschichte abzuschliessen, ohne den Hausarzt zu hören, der erst den Schluss geben kann. Man müsse zu falschen Anschauungen über die Wirkung einer Badekur kommen, wenn man sich darauf beschränkt, das Resultat, das man in den wenigen Wochen erhalten hat, als abgeschlossenes Ganze zu betrachten. Die Badekur, ob sie nun die Basis sei, auf welcher der Arzt erst eine künftige Behandlung fundiren will, oder ob sie die Krönung des Gebäudes bedeute, sei immer nur ein Glied in der Kette der therapeutischen Massnahmen, welche vom Hausarzt getroffen werden und ein intensiver persönlicher Verkehr könne nur dazu beitragen, die nothwendige Harmonie herzustellen und zu erhalten. Wie sei nun der persönliche Verkehr herzustellen? Am bequemsten und angenehmsten wäre es, wenn die Aerzte in den Städten reisen und die Kurorte besuchen würden. Sie würden dabei Gelegenheit haben, die Aerzte, denen sie ihre Kranken anvertrauen, genau kennen zu lernen, und da würde sich am leichtesten das gewünschte freundschaftliche Verhältniss herstellen. Auch werden sie Gelegenheit haben, durch eigene Anschauung in den Kurorten ihre Kenntnisse in balneologicis in erfreulicher Weise zu vermehren. Der Unterricht in der Balneologie sei ohnediess auf den Universitäten sehr vernachlässigt, das sei nicht nur in Oesterreich, sondern auch in Deutschland der Fall. Redner bringt einige Beispiele und spricht dann den Wunsch aus, die Aerzte mögen auf ihren Reisen die Kurorte möglichst berücksichtigen. Da dies aber nur ein pium desiderium sei, so bleibe den Badeärzten nichts anderes übrig, als die Collegen in den Städten zu besuchen, wozu noch komme, dass jüngere Aerzte, die sich eine Praxis erst gründen wollen, es mit Recht für nothwendig hielten, sich den Aerzten persönlich vorzustellen. H. erklärt, er sei nun bei dem heiklen Thema der badeärztlichen Reisen angelangt. Es liesse sich nicht leugnen, dass diese Reisen viel dazu beigetragen hätten, den badeärztlichen Stand in den Augen ihrer Collegen herabzusetzen. Die Ursache liege theils in den

Badeärzten, welche, ihre Würde vergessend, in geschäftsmässiger Weise diese Reisen betrieben, andererseits sei auch die Art und Weise, wie manche Aerzte die Besuche empfangen, geeignet, das Ansehen des Standes zu schädigen. Ein grosser Uebelstand wäre es, dass die Badeärzte gezwungen werden, die Collegen in ihren Sprechstunden aufzusuchen, wo sie immer dieselben in ihrem Berufe störend auftreten. H. regt deshalb den Gedanken an, ob es nicht zweckmässig wäre, wenn die Aerzte in Berlin während der Zeit des balneologischen Congresses Sprechstunden für Aerzte halten würden. Der neutrale Boden eines ärztlichen Vereines, wie ihn Rohden vorgeschlagen, scheine dem Redner nicht geeignet zu sein, da der Verein in der Erledigung seines Programmes eine Störung nicht acceptiren würde und nach Erledigung der Tagesordnung auseinandergehe. Wie dem auch sei, so sei es schon ein Vortheil für die Badeärzte durch die Association, wie sie sich durch die Versammlungen in Berlin bilde, im Stande zu sein, die Angelegenheit discutiren zu können. Die Association bringe uns in die Lage, mit einem gewissen Nachdruck erklären zu können, es mögen die nöthigen Besuche nur unter Beobachtung aller gesellschaftlichen Formen gemacht werden, es sei alles fern zu halten, was dazu beitragen könne, die Würde des Arztes zu schädigen, dann würde man auch in der Lage sein, etwaige Ueberhebungen zurückweisen zu können.

Herr Lövinson (Berlin) kann den Standpunkt, von dem H. ausgegangen sei, nicht als den richtigen anerkennen. Er findet, dass dem schriftlichen Verkehr eine grössere Bedeutung beizulegen sei. Er habe auf schriftlichem Wege oft die Bekanntschaft sehr tüchtiger Badeärzte gemacht und kommt zu dem Schlusse, dass der Verkehr zwischen Privatärzten und Badeärzten auf schriftlichem Wege geregelt werden solle, wozu die Badeärzte die Initiative ergreifen mögen.

Herr Börner anerkennt die Nothwendigkeit des persönlichen Verkehrs, findet aber, dass, wenn es zu Misshelligkeiten und zu Herabsetzungen des Standes komme, die Schuld keinenfalls an den Hausärzten, am wenigsten an den Berliner Aerzten läge, die für Badeärzte, welche mit ihnen über ihre Kranken sprechen wollen, jedenfalls mit Vergnügen zu sprechen sein würden. Allerdings liege die Möglichkeit vor, dass das in der Sprechstunde nicht angehe, da werde aber jedenfalls eine vorhergehende schriftliche Verständigung immer von Erfolg sein.

Herr Kisch (Marienbad) billigt die Voraussetzungen des Vortragenden, wünscht aber, es möge ein Unterschied zwischen Hausärzten und Badeärzten gar nicht aufgestellt werden. Die Badeärzte seien so wie ihre Collegen practische Aerzte in den Bädern, nur wäre die Materia medica eine beschränkte. K. verweist auf die balneologische Literatur, die im Stande wäre, den practischen Aerzten genügende Information zu geben.

Herr Sponholz (Salzschlirf) weist in humoristischer Weise auf die Uebelstände hin, welche die Reisen der Badeärzte mit sich bringen und kommt zu dem Schluss, es wäre hier eine Resolution des Inhalts zu setzen, die badeärztlichen Reisen mögen vollständig aufhören.

Herr Rohden (Lippspringe) wendet sich gegen die Ausführungen von Kisch und findet, dass die Badeärzte nicht mit einer Materia medica arbeiten, die begrenzter wäre, als die anderer Aerzte. Wir wären ebenso gute Aerzte in der Stadt oder wo immer geworden, wie die Collegen, welche wir besuchen und die uns ihre Kranken anvertrauen. Wir haben vor unsern Collegen noch die grossen Vortheile voraus, dass wir eine Menge von glücklichen Momenten benutzen können, die ihnen entgehen.

Herr Brehmer (Görbersdorf) unterstützt die Ausführungen von Hamburger und findet, dass der Antrag von Sponholz viel zu weit gehe. Uebelstände bestehen jedenfalls, doch sei es schon ein Vortheil der Discussion, dieselben berühren zu können. Eine Beschlussfassung sei nicht nothwendig.

Herr Hamburger erwidert auf die Bemerkungen von Lövinson und Börner, dass in seiner Rede durchaus nichts vorgekommen sei, was irgend einen practischen Arzt verletzen könnte, dass die Absicht, dies zu thun, ihm vollständig fern läge, umsomehr, als die Unzukömmlichkeiten, die nach seinen Ausführungen auf beiden Seiten vorkommen sollen, jedenfalls die Ausnahmen seien. Am liebsten würde er den Antrag von Sponholz annehmen, da derselbe ihm persönlich am meisten zusage, doch sei es hier nicht am Platze, von seinen persönlichen Neigungen zu sprechen, es müsse immer das Allgemeine im Auge behalten werden, und da frage es sich nun, ob man nicht auch die nöthige Rücksicht auf die Aerzte nehmen müsse, die sich eine Existenz erst gründen wollen, und ob man nicht die Interessen junger Kurorte berücksichtigen solle, die einer Propaganda im allgemeinen Interesse noch sehr bedürftig sind. Eine Beschlussfassung wolle er durchaus nicht provociren, es genüge ihm, dass das Thema zur Discussion gelangt wäre, nur hätte er gewünscht, dass sich die hier anwesenden Badeärzte, welche grosse Reisen gemacht hätten und in der Lage wären, ihre Erfahrungen mitzutheilen, mehr an derselben betheiligt hätten.

Der Vorsitzende findet eine Beschlussfassung um so weniger angezeigt, als ein bestimmter Antrag nicht vorliegt. Die Debatte habe ergeben, dass die Frage noch nicht spruchreif sei, jedenfalls werde sich aus den mannichfachen Anregungen, die geboten wurden, ein positiver Nutzen ergeben. Er hoffe, dass bei der nächstjährigen Versammlung die Discussion fortgesetzt werde und wünscht ebenso wie Hamburger, dass die Badeärzte sich besonders an derselben betheiligen mögen.

Herr **Rohden:**

Ueber die Regelung der Beziehungen der Badeärzte untereinander.

Meine Herren! Die Uebelstände, welche in der Mehrheit von unsern Bädern mehr oder weniger vorhanden sind und welche vielleicht heute noch zur Besprechung gelangen werden, waren in hohem Grade auch in Lippspringe vorhanden. Als ich vor 15 Jahren dorthin kam, waren die collegialischen Beziehungen derart, dass sie schlimmer wahrscheinlich nirgend gewesen sind. Langsam hat sich die Sache gebessert; wir haben eine andere Stellung gegenüber den Badebesitzern und Vermiethern eingenommen, und haben auch endlich im Laufe der Zeit ein behagliches collegialisches Verhältniss zu gestalten gewusst. Mancherlei Versuche, zu dem letzteren Ziele zu gelangen, waren erfolglos geblieben; erst die Realisirung eines Gedankens, der vor 2 Jahren auftauchte, nämlich die widerstrebenden Elemente zu einem Vereine zusammenzuschmelzen, war von Erfolg begleitet. Der Verein ist vorhanden und entfaltet eine recht erfreuliche Wirksamkeit. Wir kommen alle 14 Tage zusammen und regeln da u. A. die besondern Verhältnisse, welche im Verkehre der Collegen mit den Patienten und untereinander vorkommen können, sofort auf frischer That; von den Verhandlungen dringt natürlich nichts in die Oeffentlichkeit. Wir haben es ferner in der Hand, durch den Verein die Miethsverhältnisse und die Befugnisse aller Interessenten in Badeangelegenheiten nach unserm guten Ermessen erfolgreich zu beeinflussen. So können wir uns nicht nur in bester Weise schützen, sondern sind auch in der Lage, nöthigenfalls aggressiv mit Aussicht auf Erfolg vorgehen zu können. So erlassen wir Manifeste an die Mitbürger, so üben wir eine Pression aus, welche zur Errichtung von stattlichen Bauten von sehr bedeutendem Werthe Veranlassung giebt, kurz, wir leben seit diesen $1^1/_2$—2 Jahren in recht guten Verhältnissen. Ich hoffe, dass dieselben sich noch verbessern werden, sodass dann in Lippspringe ein den localen Verhältnissen im höchsten und besten Sinne entsprechendes Resultat zu erzielen sein wird. Ich möchte den Herren aus den verschiedenen Bädern den Gedanken ans Herz legen, auch bei sich ein ähnliches, je nach den localen Verhältnissen modificirtes Verfahren einzuschlagen. Ich glaube ferner, es werden viele Punkte, die zur Besprechung kommen könnten, erledigt werden, wenn eine Resolution angenommen wird des Inhalts: dass es sich empfiehlt, wenn die Aerzte eines und desselben Kurortes zu einem Verein ähnlicher Art zusammentreten, wie unser Lippspringer Verein sie hat, mit höchst einfachen Statuten und noch einfacheren Zwecken.

Die Versammlung genehmigt darauf einstimmig folgende Resolution:

„Die balneologische Section der Gesellschaft für Heilkunde in Berlin empfiehlt dringend aus den vielfachsten Gründen die Gründung ärztlicher collegialer Vereine in den Badeorten.“

Herr **Hamburger:**

Ueber die Ordinationen am Brunnen.

Ich habe heute schon einmal in einer etwas undankbaren Angelegenheit pro domo als Badearzt gesprochen und ich möchte jetzt einen Antrag in einer Angelegenheit stellen, die sich des allgemeinen Beifalls nicht erfreuen wird. Ich möchte mir nämlich erlauben, Ihnen eine Resolution vorzuschlagen: es wäre wünschenswerth, dass in den Badeorten die Ordinationen am Brunnen aufhören. (Hört! hört! Bravo!) Wir haben in Oesterreich den Anfang gemacht. Wie ich nach Franzensbad ging, haben 13 Aerzte am Brunnen gestanden, jetzt finden Sie nicht einen einzigen mehr. Ich will nicht verlangen, dass die Aerzte mit einem Male das abschütteln; vielleicht sind in manchen Kurorten die Verhältnisse derartig, dass das nicht möglich ist. Vielleicht genügt es aber, dass man sich bestrebt, dahin zu kommen. Jedenfalls muss ich sagen, dass, wenn wir uns auf den Standpunkt stellen, dass wir den Unterschied zwischen uns und den übrigen Aerzten möglichst ausgleichen wollen, wir hier Gelegenheit finden, das zu allererst zu bethätigen, denn ich habe noch nicht in einer Stadt gesehen, dass die Aerzte auf der Strasse ordinirt haben. Dass die Ordinationen am Brunnen von keinem grossen Werth sind, wird jeder begreifen, der denselben beigewohnt hat und dass die Ordinationen manchem Arzte zu Gute kommen, der sein grosses Material sonst nicht bewältigen kann, beruht auf einem Irrthum; denn ich denke mir, dass die grosse Beschäftigung des Arztes am Brunnen nur eintritt, weil er dort ist. Den Leuten würde es sonst gar nicht einfallen, ihn zu fragen, während sie ihn die mannigfaltigsten Dinge fragen, wenn sie ihn sehen. Diejenigen Aerzte, die früher am Brunnen ordinirt haben und das jetzt nicht mehr thun, werden bestätigen, dass das Aufgeben dieses Verfahrens sehr leicht durchführbar ist und dass sie sich sehr wohl dabei befinden.

Herr Biefel: Meine Herren! In einer Anzahl von Bädern sind die Aerzte durch Reglement verpflichtet, Morgens am Brunnen zu stehen. Diese Reglements müssten also erst aufgehoben werden. Das bezieht sich besonders auf die Bäder im Osten, wo sehr viel polnisches Publikum verkehrt und wo die Leute nicht Bescheid wissen, wenn der Arzt nicht an den Brunnen kommt. In Salzbrunn haben wir mit den Ordinationen am Brunnen aufgehört, befinden uns aber aus diesen Gründen doch ab und zu in der Nothwendigkeit, uns früh an den Brunnen zu stellen, wenn viele Kranke Abends angekommen sind, um dieselben zurechtzuweisen. Das ist wohl der Grund. Sonst würde ich auch dafür sein, dass alle Aerzte in ihren Kurorten dahin wirken, dass, wo derartige Reglements bestehen, dieselben aufgehoben werden.

Herr Hertzka: Ich sehe die Nothwendigkeit nicht ein, dass man in der Frühe zum Brunnen gehen müsse, weil des Abends viele Patienten angekommen sind, um dieselben zurechtzuweisen. Ich halte es für eine Pflicht des Badearztes, seine Patienten recht genau zu untersuchen, und erst nach genauer Untersuchung und gestellter Diagnose das anzuordnen, was in jedem Falle für nothwendig erachtet wird, und deshalb bin ich entschieden gegen das Ordiniren am Brunnen, weil dabei Unregelmässigkeiten vorkommen, die sonst nicht vorkommen können.

Herr Rohden: In diesem Falle muss ich doch von meiner vorhin gerühmten idealistischen Weltanschauung abweichen. Ich bin ja im Prinzip damit einverstanden, dass es würdiger ist, wenn wir nur zu Hause ordiniren, aber es lässt sich dies in manchen Fällen gar nicht durchführen. Die Herren von Carlsbad und Marienbad und anderen Orten, in welchen es sich um Constitutionsanomalien nicht leicht tödtlicher Art handelt, sind in einer ganz anderen Lage, als die Aerzte in Kurorten, in denen ein einziger unvorhergesehener Umstand, ein einziger begangener Fehler von Seiten des Arztes oder des Patienten die Prognose in sehr bedenklicher Weise trüben kann. Ich bin augenblicklich damit beschäftigt, die Unterschiede, welche in Behandlung der Phthisis zwischen den Sanatorien und den öffentlichen Kurorten bestehen, etwas näher zu studiren und habe dadurch gelernt, den Bemerkungen direct zustimmen zu können, welche mein Freund Dettweiler aus Falkenstein in seiner höchst lesenswerthen Schrift über die Sanatorien bei Phthisis gemacht hat. Er spricht dabei von einer Schäferhundsnatur, die dem Arzte, welcher Phthisiker mit Erfolg behandeln wolle, eigen sein müsse. Meine Herren! Die Bethätigung einer solchen Schäferhundsnatur ist in der That nothwendig, wenn man das möglichst Gute erzielen will. Nun können Sie sich aber denken, dass eine derartige Controle sich unmöglich auf die paar Stunden beschränken kann, in welchen der Arzt für diese Kranken festgesetzter Massen zu sprechen ist. Soll eine solche Praxis trotz ihrer Grösse einigermassen gewissenhaft bewältigt werden, so muss ausser diesen offiziellen Sprechstunden noch eine Gelegenheit vorhanden sein, bei welcher der Arzt, wenn auch unbeobachtet, seinen Patienten von ferne controliren oder wo er ihn heranrufen und eine Frage stellen kann, die ihn möglicherweise weiter bringen, als die genauesten Untersuchungen, die er zu Hause mit ihm vornehmen könnte. Also, in Bezug auf meine persönliche Situation in Lippspringe, die möglicherweise von denjenigen der Herren in Soden und in Salzbrunn nicht wesentlich abweicht, bin ich in der Lage, die Brunnenordinationen, so sehr ich sie eingeschränkt habe, im Interesse meiner Patienten nicht ganz entbehren zu können.

Vorsitzender: Ich erkenne auf der einen Seite vollkommen an, dass die Ordinationen am Brunnen absolut nichts taugen; aber in der Weise, wie Hr. Rohden sie betont hat, sind sie doch in vielen Fällen wenigstens nützlich als vorübergehende Rathgeber. Solange ich in Soden bin, erscheint niemand von den Aerzten mehr am Brunnen, aber wir haben Alle Zimmer in der Nähe des Brunnens und sind während der Brunnenstunden dort anwesend. (Bravo!) Sonst beschränken wir uns auf Ordinationen im Hause. Ich wollte Ihnen das zur eventuellen Nachachtung empfehlen, denn wir sind ausserordentlich zufrieden mit dieser Einrichtung. —

Die Versammlung genehmigt darauf einstimmig den Antrag des Hrn. Hamburger: „Die Balneologische Section spricht den Wunsch aus, es möge von den Ordinationen am Brunnen in den Badeorten, in denen sie noch bestehen, Abstand genommen werden.“

Herr Rohden erklärt über das Verhältniss der verschiedenen Badeinspectoren zu der Ortspolizei, zu den Badeärzten und überhaupt zu den Kurangelegenheiten, er sei im Verlauf seiner Enquête zu dem Entschluss gekommen, zur Vermeidung aller Uebelstände, die vorhanden sind und zur Erstrebung möglichst gedeihlicher Verhältnisse zwischen der Ortspolizei, den Einwohnern, den Kranken und uns eben die Constituirung ärztlicher Vereine vorzuschlagen. Das habe er nun vorhin schon gethan, könne also damit seinen Auftrag für erledigt ansehen.

Herr Biefel verzichtet wegen der vorgerückten Zeit auf's Wort und übergiebt dem Bureau ein diese Verhältnisse besprechendes Manuscript.

Vorsitzender: Es bleibt mir nun noch übrig, Ihnen recht herzlich zu danken für die Nachsicht, die Sie uns in der Leitung der Geschäfte entgegengebracht haben. Sie haben sich heute überzeugt, dass es mitunter etwas diffizil ist, den rechten Weg zu finden und deshalb möchte ich meinerseits auch für die Zukunft auf Ihre Nachsicht rechnen. Ich habe bisher unsern Discussionen einen vielleicht etwas freieren Lauf gelassen, als es eine ganz strenge parlamentarische Ordnung erlauben würde. Aber, meine Herren, ich habe mir gedacht, wir kommen zum zweiten Male zusammen, wir sind alle weder geschult im parlamentarischen Ton, noch sind wir auch genöthigt, in dieser strengen Form zu handeln. Das aber glaube ich allerdings doch empfehlen zu müssen, an den Spruch zu gedenken — namentlich möchte ich die geehrten Herren darauf aufmerksam machen, die so gütig sind, uns etwas vorzutragen — dass in der Beschränkung sich erst recht der Meister zeigt und es hat sich hier so recht klar bewiesen: je kürzer der Vortrag ist, je strenger er in die eigens vorgeschriebene Zeit hineinpasst, desto günstiger, desto vortheilhafter wird die Position des Vortragenden selbst. Im Uebrigen, glaube ich, nehmen wir auch diesmal eine Summe von Anregungen mit in die Heimath, so dass aufs neue der Beweis geführt worden, dass unser Unternehmen ein gutes ist. Ich empfehle Ihnen allesammt die treue und collegialische Mitwirkung an unsern Bestrebungen und schliesse damit die Versammlung unter wiederholtem Ausdruck unseres herzlichsten Dankes.

Herr Hertzka: Wenn ich auf das Resultat der beiden Versammlungstage zurückblicke, glaube ich dasselbe als ein recht erfreuliches bezeichnen zu dürfen. Und diese angenehme Thatsache verdanken wir der unermüdlichen Thätigkeit des Präsidiums. Ich glaube demnach nicht desavouirt zu werden, wenn ich im Namen der Collegen sowohl aus Deutschland als aus Oesterreich-Ungarn unserm Vorstande für die vielfachen Bemühungen in unserm Interesse und für die kostbaren Opfer an Zeit den herzlichsten und besten Dank abstatte. (Bravo!)

Berichtigung.

S. 19 Z. 8 v. u. lies: v. Vivenot statt Vierordt.

FSC
www.fsc.org
MIX
Papier | Fördert
gute Waldnutzung
FSC® C083411

Zeitfracht Medien GmbH
Ferdinand-Jühlke-Straße 7
99095 Erfurt, Deutschland
produktsicherheit@kolibri360.de